근육 관절 통증을 즉각 해소하는
# 브릴운동법

근육 관절 통증을 즉각 해소하는
# 브릴운동법

페기 W. 브릴 · 수잔 수페즈 지음 | 송윤경 · 김혜경 옮김

한언

# INSTANT RELIEF

# 옮긴이의 글

진료를 받으러 오는 환자 가운데 지현이라는 4살짜리 아이가 있다. 한 쪽 뇌혈관이 막혀서 생긴 왼쪽 팔다리의 마비증상을 치료받고 있는 그 아이는 호기심도 많고 붙임성도 좋아 병원에 올 때마다 여러 사람들의 관심과 사랑을 한 몸에 받고 있다. 진료를 기다리는 동안에는 자기가 알고 있는 것들을 간호사 언니들에게 알려 주고 보여 주느라 정신이 없는데, 요즘의 주된 테마는 '바나나 따기'와 '보물찾기'다. 이것은 한 쪽 팔의 움직임이 적어진 그 아이에게 지혜로운 엄마가 만들어 준 일종의 운동동작인데, 왼팔을 뻗어 허공에 매달린 바나나를 따서 사람들에게 나눠 주기도 하고, 보물을 찾느라 "하나, 둘, 셋" 열심히 구령을 붙여 양팔을 흔들며 땅을 파헤치기도 한다. 그 모습이 너무 귀엽기도 하고 사랑스러워서 사람들은 자꾸 "지현아, 바나나 하나 더"를 주문한다.

지현이와 같은 신경계 손상으로 인한 마비의 경우가 아니더라도, 사람의 몸에는 약 360여 개의 근육이 있는데 그 가운데는 평소에 잘 사용하지 않는 근육이 너무도 많다. 매일의 일상생활에서 같은 자세로 운전을 하고, 늘 하던 대로 책상에 구부리고 앉아 컴퓨터를 사용하며, 운동을 하더라도 이미 익숙해진 동작만을 하기 쉽기 때문에 항상 비슷한 자세를 유지할 수밖에 없다. 그렇기 때문에 소외되어 잊혀지기 쉬운 근육이 생기는 것이다.

우리의 몸은 지면 위에서 중력에 대항하여 어떤 방향으로 움직이든지 균형을 이루려는 노력을 수없이 하면서 자기만의 자세를 갖게 된다. 신경계는 그 자세를 기억하고 그대로 유지하려는 보상작용을 끊임없이 한다. 그렇게 오랜 시간에 걸쳐 형성된 자세에 이상이 있는 경우, 근육과 관절의 비정상적인 움직임과 그로 인한 불필요한 에너지 소모가 많을 수밖에 없고 이는 만성적인 통증이

나 피로감·근골격계의 조기퇴행 등의 증상으로 나타나는 경우가 많다.

페기 브릴이 두 번째로 저술한 이 책은 근육 및 골관절의 손상으로 병원을 찾는 환자들을 치료하면서 느끼게 되는 여러 가지 아쉬움(치료효과를 지속시킬 수 있는 좀 더 효과적인 운동방법은 없을까, 어떻게 하면 환자가 쉽게 즐거운 마음으로 운동을 하며 치료에 참여할 수 있을까 등)을 만족시켜 주기에 충분한 책이다. 첫 번째 책인 《코어 프로그램》이 몸의 중심을 이루는 골격(척주와 그 주위의 체간 근육)을 바로잡아 주는 운동프로그램이었다면, 이 책이 제시하는 브릴운동은 머리부터 발끝까지의 이상증상을 꼼꼼하게 짚어 이상부위의 통증을 완화시키고 골격구조의 움직임을 바로잡아 준다. 여기 제시된 브릴운동Brill Exercise은 단순한 스트레칭이 아니라, 근골격계 치료의 최근 경향을 모두 반영한 효과적인 운동방법이다.


건강한 몸과 아름다운 몸은 현대를 살아가는 사람들에게 억만금의 재산과도 같다. 그런 만큼 바쁜 일상에 쫓기면서도 짬을 내어 헬스클럽, 요가센터, 그리고 병원 등을 찾아다니느라 정신이 없는데, 그렇게 많은 시간을 할애하지 않고도 건강하고 아름다운 몸을 가꿀 수 있도록 이 책이 도와줄 수 있으리라 생각한다. 이 책은 시간을 절약해 줄 뿐만 아니라 언제나 옆에서 친절하게 상담을 해 주는 개인 트레이너와 같은 역할까지 해 준다. 당신은 마치 지현이의 '바나나 따기' 놀이처럼 쉬우면서도 즐겁고 꼭 필요한 동작들을 하면서 통증을 다스릴 수 있게 될 것이다.

경원대학교 인천한방병원

한방 재활의학과 조교수  송 윤 경

# 차 례

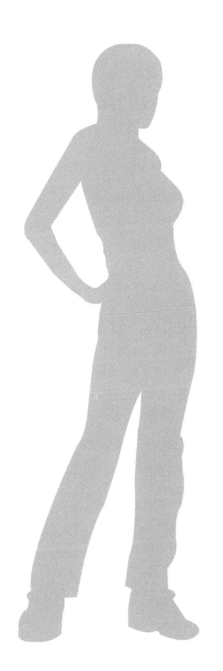

# 스트레스에서 유발되는 온갖 통증을
# 10초 안에 해결한다

우리는 직장에서, 또 가정에서 수도 없는 스트레스를 받으면서 생활하고 있다. 아시다시피 일상 생활을 하다 보면 어쩔 수 없이 스트레스를 받기 마련이고, 이것을 모두 다스리는 것은 불가능하다. 그렇지만 '스트레스 때문에 생기는 통증'이라면 문제는 달라진다. 스트레스 자체를 모두 다스릴 수는 없지만 스트레스로 인한 통증이라면 충분히 다스릴 수 있다. 갑작스레 닥쳐오는 통증과 불편함을 해결하기 위해 무언가를 스스로 할 수 있다는 것은 희소식이 아닐 수 없다. 통증이 언제 어디서 닥쳐오든 '브릴운동'을 함으로써 즉시 통증에서 해방될 수 있다. 몇 가지 간단한 동작만 시행해도 고통은 꼬리를 내리고 물러가게 되어 있다.

나는 감정적 스트레스가 신체적 고통을 불러온다고 확신하고 있다. 맨해튼Manhattan에서 물리치료사로 근무하고 있던 나는 어느 순간 홍수처럼 밀어닥치는 온갖 종류의 신체적 문제를 48시간 이내에 다스리고 있는 나 자신의 모습을 발견했다. 환자들은 전화를 걸거나 직접 내게로 찾아와서 몸 구석구석에 갑자기 생기기 시작한 무자비한 통증을 호소한다.

"목이 뻣뻣해요.", "등이 쑤셔요.", "어깨가 당겨요.", "무릎과 엉덩이가 아파요."

나는 어디서 불쑥 나타났는지도 모르는 통증에 대해 듣고 또 들었다. 이 통증은 전국적인 현상으로 거의 대부분은 감정적인 문제나 변화가 몸에 발현된 것이었다.

통증은 감정적 스트레스에 대한 첫 반응으로 신체가 특정 근육을 긴장시키기 때문에 발생한다. 어떤 근육에는 이러한 긴장상태가 특히 더 잘 발생하는데 목 윗부분과 양어깨, 턱과 척추 주위의 근육들이 그러하다. 등 아래쪽의 결합조직 역시 긴장되기 쉬우며 굳어질 수 있다. 근육과 결합조직이 굳어지면 신경이 압박되고 혈액순환도 저하되기 때문에 근육이 필요로 하는 산소와 영양이 제대로 공급되지 않는다. 이럴 때 목과 허리에 통증이 수반되는 것은 지극히 당연한 일이다.

흉곽 밑에 있는 주요 호흡근육인 횡격막 또한 스트레스를 받으면 상당히 긴장하게 된다. 스트레스를 받았던 때를 생각해 보라. 숨쉬기가 어떠했는가? 의식적으로 횡격막을 움직이며 심호흡하려고 마음먹지 않는 한 스트레스 상태에서는 빠르고 얕은 호흡을 하기 쉽다. 그 상태에서는 산소를 충분히 들이마시지 못하고 또 불완전하게 숨을 내뱉게 된다. 폐에 공기가 잔재하고 있기 때문에 들이마시는 얼마 안 되는 산소마저도 공간이 부족해서 폐에 머물러 있을 수 없게 된다. 이때 손발이 차가워지는 것을 느낄 수도 있는데, 이는 팔다리까지 혈액순환이 충분히 되지 않고 있다는 확실한 증거라 하겠다. 얕은 호흡은 혈관을 긴장시키고 게다가 몸의 근육들을 긴장시켜서 혈액순환을 저하시킨다.

알고 보면 두통과 요통, 목의 통증, 손발의 쑤심과 저림 같은 증상들은 근육의 긴장과 얕은 호흡이 유발하는 증상들일 뿐이다. 바꿔 말하면, 호흡을 적절히 하고 이 책에서 제시하는 스트레칭 및 강화운동을 시행해서 근육들의 균형을 잡아 주면 이 모든 증상을 해소할 수 있다는 얘기다.


스트레스는 언제나 그랬던 것처럼 도처에 존재한다. 스트레스는 사무실과 가정, 각자가 맺고 있는 온갖 관계에 존재해 왔으며, 현관문을 열면 언제 어디서 어떤 일이 발생할지 모르는 지금과 같은 상황에서는 더욱 심해지고 있다. 심지어 삶에 있어 가장 좋은 때라고 생각하는 순간에도, 사람이라면 누구나 스트레스를 받는다. 아무리 좋은 시간을 보내고 있다고 해도 100% 스트레스 무풍

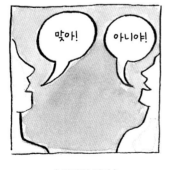

〈 인간의 언어 〉

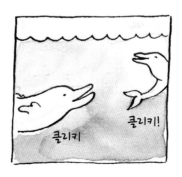

〈 돌고래의 언어 〉

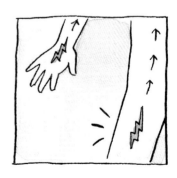

〈 몸의 언어 〉

지대란 없는 것이다. 그러니 이제 그러한 사실을 순순히 받아들이자. 스트레스에서 오는 통증을 없애는 이 방법을 공부하는 동안에도 스트레스를 받을 수 있다. 그렇지만 주목해야 하는 것은 그러한 통증도 없앨 수 있다는 사실이다.

통증을 없애려면 먼저 통증에 귀를 기울일 줄 알아야 한다. 통증은 무엇인가 잘못되었음을 우리에게 알려 주는 경보체계다. 몸이 우리에게 고통스럽다고 알리는 신호에 적절히 대응하는 법을 배우는 것, 그것이 이 책에서 제시하는 100가지 브릴운동의 목표다.

나는 물리치료를 하면서 이러한 방법을 활용했고, 수천 명을 성공적으로 치료했다.

당신이 아픈 곳이 어딘지 말해 주기만 하면 내가 어떻게 해야 할지를 가르쳐 주겠다. 간단한 동작 10초면 고통을 끝장내기에 충분하다. 그것이 바로 이 책이 지향하는 바이다.


## 감정적 & 육체적 스트레스의 고통

스트레스로 인한 통증은 어느 날 갑자기 나타날 수 있다. 예를 들어 일터에서 위기상황이 발생하거나 사랑하는 사람에게 응급상황이 발생했을 때 갑작스레 통증이 찾아올 수 있다. 만약 아무 일도 없는데 평상시에도 통증이 나타난다면 이는 스트레스를 유발하는 상황이 만성적이거나 진행 중이기 때문이라 할 수 있다. 정말로 하기 싫은 일을 하고 있다든지 배우자나 자녀와 갈등을 겪고 있을 때 등이 이러한 경우에 속한다.

또한 고통의 직접적인 원인이 감정이 아니라 신체에 있을 수도 있다. 겨우내 웅크리고 있다가 어느 봄날 갑자기 야외로 나가 골프를 치기로 한 결정이 통증을 불러올 수도 있다. 그것은 비행기를 타는 것에 느끼는 두려움이나 주식으로 돈을 날린 것에 대한 근심, 현재 맺고 있는 어떤 관계에서 느끼는 긴장감 등에서 오는 통증 못지않은 것이다. 우리 몸은 그 통증이 감정적인 원인으로 발생한 것인지, 혹은 신체적인 원인으로 발생한 것인지를 구별하지 못한다.

멀쩡하게 일상생활을 잘 하다가도 통증은 어느 날 갑자기 발생할 수 있다. 아기를 태운 유모차

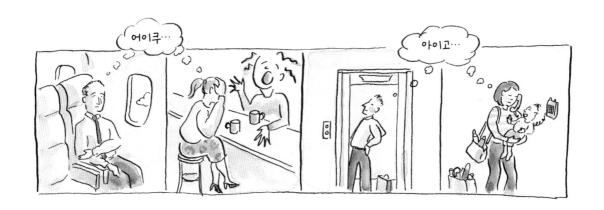

를 들어올려 버스에 올려놓을 때 생각지 않게 양어깨를 찌르는 듯한 통증이 찾아오기도 한다. 또 야구경기 도중 공을 주우려는 순간, 갑자기 고관절을 움직이지 못할 정도로 강한 통증이 발생하기도 한다. 그리고 회의석상에서 석 달씩이나 준비해 온 프레젠테이션을 막 시작하려 하거나 끝내려는 찰나에 번갯불이 번쩍하는 것처럼 갑자기 두통이 나타나기도 한다.

우리는 덫에 걸린 듯한 기분이 어떤 것인지 너무나도 잘 안다. 병원대기실에 있을 때나 학부모회의에 참석했을 때, 비좁은 좌석에 앉아서 장거리 비행을 할 때, 따지기 좋아하는 친척을 방문했을 때 그 집의 부엌 의자에서, 혹은 교통체증 때문에 자동차 안에서 옴짝달싹 못하고 있을 때 등 그런 상황은 얼마든지 있다. 그러한 상황은 신체적인 불편함과 억누르기 힘든 분노와 점점 커져만 가는 불안감이 마구 뒤범벅된, 어떻게 해 볼 수도 없는 끔찍한 상태를 유발한다.

그러나 이제는, 그런 염려스러운 상황을 언제 어디서 만나든지 이 책에 기술되어 있는 100가지 운동 중 통증을 덜어주는 동작 두어 가지를 행하기만 하면 통증에 대한 응급처치를 스스로 할 수 있는 것이다. 어디에 있든, 무슨 일을 하고 있든 간에 스스로에게 '통증으로부터의 해방'을 선물할 수 있다.


엘리베이터나 극장 안 혹은 거리에 있을 때, 그리고 기차나 버스를 타고 있을 때 갑자기 통증이 엄습해 올지도 모른다. 보통 사람들은 두통이 올 때 관자놀이를 손가락으로 눌러서 갑자기 정신없이 아파오는 머리를 진정시키려고 노력한다. 아니면 테니스 시합을 한창 하다가도 잠깐 시합을 멈추고 아픈 무릎을 문지르는 경우도 있다. 그렇지만 이러한 방법이 통증을 효과적으로 줄여 주는 경우는 극히 드물다.

통증을 줄이고 싶다면 마구잡이 식으로 대충 해결할 것이 아니라 효과가 입증된 동작을 해 보는 것이 좋지 않을까? 이 책은 수천 명의 환자를 치료한 결과에 근거한 자가치료방법들을 소개하고 있다. 이 방법은 스트레스로 야기된 통증을 최소화할 수 있도록 도울 것이다. 밤이든 낮이든 어떤 상황에 처해 있든 상관없다. 이 책을 읽는 순간 당신은 쓸데없는 고통을 어떻게 하면 효율적이고 효과적으로 막을 수 있는지를 곧 알게 될 것이다!

# 브릴운동은 필요할 때 그 자리에서 할 수 있는 응급치료

스트레스로 야기되는 통증은 신체의 몇 군데에만 국한되어 나타나지 않는다. 그렇기 때문에 다음과 같이 통증에 취약한 모든 곳에 효과가 있는, 하기 쉬운 동작 100가지를 알려 주려고 한다.

- 머리 / 안면
- 목
- 어깨
- 팔 / 팔꿈치 / 손목

- 손
- 등 중간부분
- 등 아랫부분
- 엉덩이 / 넓적다리

- 무릎
- 종아리 / 발목
- 발

당신은 브릴운동을 통하여 필요한 순간에 필요한 치료를 받을 수 있을 것이다. 이 모든 동작들은 효과적일 뿐만 아니라 매우 간단하다. 한 가지 작은 동작을 10번 되풀이하거나 한 동작을 한 번 시행하고 10초 동안 그 자세를 유지하는 식이다. 단지 그것이면 충분하다. 작은 투자로 큰 이익을 얻는다는 것은 바로 이런 경우를 두고 하는 말일 것이다.

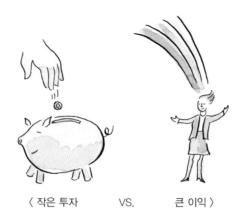

〈 작은 투자      VS.      큰 이익 〉

고통이 엄습해 오는 순간은 전화통화중일수도 있고, 리셉션 장에 서 있거나 아이의 발표회를 보고 있는 중일 수도 있다. 그 외에도 그 자리를 지킬 수밖에 없는 여러 가지 상황에 처해 있을 때일 수도 있다. 지금부터 소개되는 간단한 운동들은 당신이 그 자리에서 하던 일을 계속하면서도 통증을 제거할 수 있도록 도와줄 것이다.

– 서 있다면 서 있는 바로 그 자리에서 여러 가지 쉬운 동작들로 통증을 덜 수 있다.

– 앉아 있다면 의자에서 일어서지 않고도 진통효과를 볼 수 있다.

– 침대에 누워 있다면 누워 있는 상태로 고통에서 해방될 수 있다.


## 브릴운동은 그야말로 효과만점!

나는 지난 15년간 다양한 손상이나 구조적 이상 때문에 규칙적이고도 지속적인 치료를 요하는 환자를 수천 명이나 다루어 왔다. 그들은 대부분 매일같이 끔찍한 고통에 신음하고 있었고, 때문에 응급치료를 필요로 했다. 환자들의 주된 증상은 거의 비슷하다. "오래 앉아 있다가 일어설 때면 등이 아파요" 같은 것은 가장 흔한 증상 중에 하나다. "회의석상에서 꼼짝 않고 있을 때면 어김없이 뒷목이 아파와요.", "계단을 내려갈 때 무릎이 아파요.", "밤에 자다가 종아리와 발가락에 쥐가 나요."

지금까지 이런 환자들을 치료하는 과정에서 나는 쉬운 동작들을 많이 개발해냈고, 이 동작들은 그들의 불편을 수 초 내에 줄여 주었다. 브릴운동은 통증을 호소하는 대부분의 사람들에게 효과가 있었으며 물론 당신에게도 그럴 것이다.

이 운동 중 많은 동작들은 스트레스를 받으면 악화되는 만성통증에도 효과가 있다. 암이나 관상동맥질환, 골관절염, 편두통, 그리고 기타 질환의 환자들은 이 브릴운동으로 통증을 신속하게 제압할 수 있었다. 또한 이것은 그들의 불편을 덜어 주었을 뿐만 아니라 통증의 원인이 고질적인 병 때문이 아니라는 것을 확인시켜 주었다. 이 간단한 동작들이 만성적 질병을 앓고 있는 환자들의 기분이 한결 나아지도록 만드는 데 커다란 역할을 한 것이다.

나는 또한 여러 달 물리치료를 받아야 하는 수술 후의 환자들에게 브릴운동을 처방하기도 한다. 예를 들어 등을 수술받은, 특히 추간판탈출증(허리 디스크)을 수술받은 환자들의 경우에 등 아래쪽이 아프기 시작하면 자신이 앉아 있건 서 있건 누워 있건 간에 그 통증을 겨냥한 특정한 브릴운동을 실시할 수 있다.

한 예를 들어 보자. 빌Bill은 42세의 회계사다. 그는 앞서 말한 추간판탈출증으로 인해 수술을 받은 지 6개월이 된 때 나를 찾아왔다. "수술을 받으면 아프지 않을 거라 생각했었죠." 그는 내게 말했다. "하지만 지금도 수술 전과 마찬가지로 등 아래쪽이 불편해요. 소염제란 소염제는 전부 써 봤지만 부작용까지 나서 정말 괴로워요. 이젠 어쩌면 좋죠?"

나는 그에게 책상에 앉아 있는 동안 한 시간에 한 번씩 펠빅 록Pelvic Rock(49번 운동)을 하라고 했다. 그는 다소 회의적인 눈빛을 보였지만 나의 말을 따라 주었다. 그리고 일주일 뒤 내게 말했다. "믿을 수 없군요. 하라는 대로만 했을 뿐인데 할 때마다 효과가 있었어요. 그리고 며칠이 지나니 그 운동을 전처럼 자주 하지 않아도 됐고요. 이젠 알겠어요. 언제라도 몸이 쑤실 때면 특정한 운동으로 스스로를 돌볼 수 있다는 사실을 말예요."

해부학과 생리학에 대한 확실한 이해를 바탕으로 하고 있는 나의 재빠른 처방은 매일 같이 빌 같은 사람들을 돕고 있다. 그리고 이것은 당신에게도 분명 도움이 될 것이다.


## 만성이 되기 전에 통증을 없앤다


우리 몸은 수많은 역학적 스트레스, 즉 자주 반복되는 동작이나 장기간 유지된 불균형한 자세 등에 끊임없이 영향을 받는다. 또한 그러한 역학적 스트레스들은 불편한 느낌을 초래하기도 한다.

특히나 '컴퓨터광'이라고 불리는 수백만 명의 사람들에게 이 역학적인 스트레스는 정말로 큰 문제다. 그들은 의자에 앉아 모니터를 응시하면서 하루의 대부분을 보낸다. 그러나 본래 우리의 몸은 움직이게끔 만들어졌다. 오랜 시간 한 자세로 있으면 몸 구석구석까지 혈액순환이 제대로 이루어지지 않을뿐더러 사용하는 근육만 계속 사용하기 쉽다. 당신 역시 마우스를 클릭하면서 전화 수화기를 목에 끼고 있던 적이 있지 않았나 생각해 보라. 이러한 불균형한 자세는 아주 좋지 않다. 사람의 몸은 쌍이 되는 근육이 조화를 이룰 수 있도록 대칭적으로 움직여 주는 것이 좋기 때문이다.

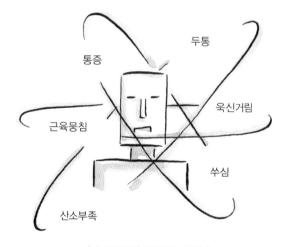

〈 스트레스가 유발하는 것들 〉

---

### 책상에 앉아 있을 때 등을 보호하는 법

1. 컴퓨터 모니터를 눈높이와 수평으로 맞춘다. 모니터가 눈높이보다 높거나 낮지 않도록 한다.

2. 의자에 깊숙이 앉는다. 이때 등 아랫부분의 활처럼 휜 굴곡을 유지하기 위해 작은 쿠션이나 돌돌 만 타월을 사용하면 좋다. 요추베개를 사용하면 더 좋다.

3. 키보드에서 팔 길이만큼 떨어져 앉고 양 팔꿈치는 90°정도 구부린다.

4. 높이 조절이 가능한 의자를 사용하여 무릎이 엉덩이와 90°를 이루도록 조절한다. 양발은 바닥에 붙인다.

5. 전화를 사용하는 경우에는 헤드셋을 사용하는 것이 가장 좋다. 이렇게 하면 목을 수화기 쪽으로 구부릴 필요가 없기 때문이다.

---

컴퓨터 앞에 계속해서 여러 시간 앉아 있다 보면 양어깨의 높이가 달라질 수 있고 목과 등, 손목 관절 및 손, 심지어는 무릎과 엉덩이까지도 틀어질 수 있다. 흐트러진 자세로 꼼짝하지 않고 앉아 있으면 문제가 생기는 게 당연하다. 어떤 근육은 짧아지고 긴장되는 반면, 어떤 근육은 늘어나고 약해진다. 바로 이럴 때 통증―몸이 본래 지니고 있는 경보체계로 기능이상을 알리는 확실한 신호― 이 찾아오는 것이다(나의 첫 번째 책《코어 프로그램》을 보면, 이런 문제들을 피하려면 책상이나 의자·전화기·읽을거리·컴퓨터 모니터 및 키보드를 어떻게 배치해야 하는지에 대한 상세한 설명과 충고가 나와 있다).

구부정한 자세 또한 이와 비슷한 이유로 통증을 유발할 수 있다. 그런 자세를 자주 취하면 특정 근육은 짧아져서 긴장되고 반대쪽 근육은 지나치게 늘어남으로써 약해진다. 가령 책상에서 어떤 업무를 수행하느라고 오랫동안 몸을 활처럼 구부리고 있으면 호흡에도 영향을 미칠 수 있다. 이 자세에서는 횡격막이 압박을 받아 심호흡이 힘들어지기 때문이다. 이런 자세는 특정 근육을 혹사시킬 뿐 아니라 머리부터 발끝까지, 몸 구석구석에 있는 세포에 영양을 공급할 수 없게 만든다. 산소의 공급이 차단되기 때문이다.

또한 책상 위에 있는 대부분의 물건들이 한 쪽으로만 놓여 있는 경우, 몸의 한 쪽 편만 주로 사용하게 되기 때문에 또 다른 문제가 발생할 가능성이 있다. 이는 다른 편 근육은 사용하지 않아서 약해진다는 의미이다. 그리고 이럴 때 관절은 손상을 입기 시작한다. 역학적 불균형상태에 있는 근육이 관절을 비대칭적으로 잡아당기기 때문이다.

지금까지 말한 이런 모든 이유 때문에 브릴운동이 고안되었다. 장담하건대 브릴운동을 하면 근육이 균형을 이루고 골격이 제대로 정렬되기 때문에, 관절이 가동범위 안에서 손상받지 않고 회전하거나 이리저리 원활하게 움직일 수 있다. 브릴운동의 또 다른 이점은, 운동을 해도 연골조직이 닳지 않는다는 것이다. 이 연골조직은 관절 표면을 덮어서 관절을 보호하는 역할을 하며 몸을 움직일 때 마찰이 일어나지 않도록 관절 표면에 활액synovial fluid을 분비한다. 그렇기에 이 운동은 골관절염 예방에 도움이 되기도 한다.

## 이젠 통증이 습격할 때까지 기다리지 않는다!

매일 일하면서, 놀면서, 심지어는 잠을 자면서까지도 나쁜 자세를 취한 탓에 몸 안에 누적된 긴장을 이제부터 간단한 방법으로 풀어 보자. 브릴운동은 팽팽하게 굳어진 근육을 스트레칭함으로써 근육이 균형을 이루며 움직일 수 있게 한다. 그렇기 때문에 근육의 올바르지 않은 사용, 혹은 노화로 인해 생길 수 있는 퇴행성 변화를 막는 데 도움을 준다. 이 운동을 하면 상태가 한결 호전되는 것을 몸소 느끼게 될 것이다.

그러나 통증이 습격해 올 때까지 기다렸다가 브릴운동을 할 필요는 없다. 브릴운동은 통증에 대한 일차방어선으로 활용할 수 있다. 근육이 강해지고 균형 잡히면 스트레스성 통증을 덜 느끼게 된다. 그러므로 브릴운동을 단순한 치료방법이 아닌 예방책으로 생각해 주기 바란다.

조그만 노력에 비해 이 운동의 효과는 놀라울 정도로 크다. 일전에 70세 된 환자들이 나를 찾아온 적이 있다. 그들은 10년, 혹은 20년 동안이나 통증을 껴안고 살아왔다고 호소했다. 그런데 브릴운동을 한 다음 놀랍게도 통증이 말끔히 사라진 것이다. 그들은 자신들의 몸에 가해지는 스트레스와 긴장을 다스리고 이겨내면 고통 없이 살 수 있다는 사실을 배웠다. 사람들은 '나이가 들면 으레 그러려니' 하고 고통을 견디곤 한다. 그렇지만 그런 고통을 겪을 필요가 없도록 '나이 먹는 법' 자체를 바꾸는 것, 그것이 나의 꿈이다.

## 우리 몸에 귀를 기울이자

몸에 나타나는 통증을 무시하지 말고, 아주 사소한 통증이라 하더라도 그것에 많은 관심을 기울여야 한다. 그래야 통증을 해소하기 위해 무엇인가를 할 수 있기 때문이다. 몸의 소리에 귀 기울이는 법을 배우면, 사소한 골칫거리가 큰 문제로 번지기 전에 미리 막을 수 있다.

나는 그런 운동법을 이 책 안에 신체 부위별로 실어 놓았다. 그러니 만약 목이 아프다면 이 책의 '목' 운동 편을 보면 된다. 브릴운동의 작은 동작들은 너무 단순해 보이기 때문에 '과연 효과가 있을까' 하고 의구심을 갖는 독자가 있을지도 모르겠다. 그러나 하루 종일 여러 차례 반복하다 보면 근육이 쭉 펴지고 강화되면서 균형을 되찾을 수 있다. 그리고 통증이 아주 빠르게 가시는 것에 놀라게 될 것이다. 초기에 다스리면 깨끗이 해결될 작은 불편함을 점점 키워서 잠도 푹 자지 못할 정도로 고통을 받고, 소염제나 진통제를 쓸 정도까지 간다는 게 말이나 되는가?

불편함을 줄이는 가장 직접적인 방법은 통증의 원인에 초점을 맞추는 것이다. 내 딸은 4살 때 배앓이를 한 적이 있는데, 그때 내가 딸아이의 배를 시계 반대방향, 즉 오른쪽에서 위로 왼쪽에서 아래로 문질러 주었더니, 배앓이는 곧 치료되었다. 딸아이는 그 동작이 올라갔다가 다시 밑으로 내려가는 대장의 경로를 따른 것이고, 음식물 입자가 소화관을 따라 이동하기 쉽도록 도운 것임을 알지는 못했어도 그 방법이 효과가 있다는 것만은 알았다. 그래서 지금은 배가 아플 때마다 그 방법을 쓴다.

4살짜리가 통증의 원인부위를 인식하고 몇 초 안에 통증을 제거할 수 있는 방법을 터득한 것을 보면 당연히 당신도 그렇게 할 수 있을 것이다. 이 간단한 10초 동작을 행하면 고통으로 신음하지 않고 활기차게 살 수 있다. 많은 이들이 통증을 느끼면 단순하게 신체활동을 자제하는 식으로 반응하지만, 이는 문제를 가중시킬 뿐이다. 운동을 멈추면 근육이 한층 더 불균형해지기 때문이다. 이 책을 숙지하고 운동법을 터득하면, 통증을 신속하게 제거하여 걷고 뛰면서 스포츠를 즐기거나 기타 건강한 생활을 영위하기 위한 모든 활동을 다시 할 수 있을 것이다. 지금까지 다른 운동을 전혀 하지 않아서 브릴운동을 따라 할 수 있을까 염려하고 있다면 안심해도 좋다. 이 책에 나와 있는 동작들은 따라 하기 쉬운 데다가 효과도 만점이다.

일단 목과 팔에 나타나는 대부분의 통증에 놀라운 효과가 있는 운동의 두 가지 변형동작을 소개하도록 하겠다. 나는 이 운동을 많은 환자, 특히 여러 시간 전화통화를 하거나 컴퓨터로 일하는 사람들에게 권한다. 이 운동은 그들의 통증을 덜어줄 뿐만 아니라 활기를 되찾아주기도 한다.

여기 나오는 브릴 치킨Brill Chicken의 두 가지 동작은 이 책에 수록되어 있는 다른 운동과는 다르다. 이 책에 나와 있는 운동들은 대체로 동작이 작기 때문에 운동을 해도 다른 사람의 주목을 끌지 않는다. 통증을 느끼는 즉시, 즉석에서 할 수 있는 다른 운동들에 비해 이 운동은 조금 번거로운 편이다. 누구라도 별 4개짜리 레스토랑에서 중요한 고객과 식사를 하는 도중에, 혹은 부모님의 40주년 결혼기념일 파티장에서 이 두 가지 운동을 하고 싶지 않을 것이다. 하지만 꼭 그 자리에서가 아니라 그 자리를 잠시 떠나서 이 운동을 할 수는 있을 것이다. 예를 들면 화장실에 가서 이 운동을 하는 거다. 아니면 그 자리에서 모두 함께 이 운동을 하자고 할 수도 있다. 그런 뒤에 통증에서 벗어난 기쁨을 함께 나누는 것이다.

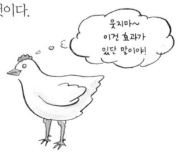

〈 브릴 치킨의 효과 〉

# 01 목 결림과 팔의 욱신거림 풀어 주기

## 브릴 치킨 brill chicken

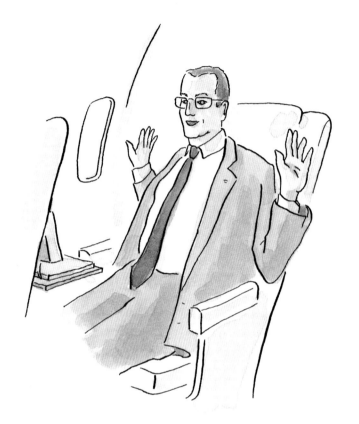

1. 턱을 가슴 쪽으로 끌어당긴 상태에서 머리를 뒤로 쭉 밀어내어 목 뒷부분이 늘어나게 한다.

2. 가슴을 내밀어 가슴 위치가 평상시보다 위로 올라가도록 한 다음 견갑골을 모아서 꽉 조인다.

3. 양팔을 구부리고 양손이 어깨 선보다 뒤로 가도록 한다. 팔꿈치를 몸통에 바짝 붙이고 손바닥이 몸 바깥쪽을 향하게 한다. 10까지 세고 난 뒤 자세를 푼다.

## Focus

이 운동은 서서 할 수도 있고, 앉아서 할 수도 있다. 닭이 날개를 펼치고 있는 모양과 비슷해서 브릴 치킨이라는 이름이 붙은 이 동작은 우스꽝스러워 보일 수도 있지만 목과 어깨, 팔의 통증을 해소하는 데 아주 탁월한 효과를 발휘하는 훌륭한 운동이다.

## Check

전화통화를 길게 하는 사람이나 컴퓨터를 오래 사용하는 사람에게 특히 좋은 운동으로 목과 팔의 통증을 시원하게 풀어 준다.

# 브릴운동이 효과적인 과학적 이유

브릴운동이 효과적인 이유는 이 운동이 생체역학 및 생화학반응에 대한 깊은 이해를 바탕으로 하고 있기 때문이다. 넓적다리를 스트레칭하는데 어째서 아픈 무릎이 좋아지고 양어깨의 견갑골을 모아서 꽉 조이는 것이 아픈 목과 도대체 무슨 관계가 있는지 궁금할지도 모른다. 나는 물리치료사로 여러 해 일하면서 몸의 체계가 어떻게 상호작용을 하며 또 어떤 식으로 서로에게 영향을 끼치는지 알게 되었다. 그렇기 때문에 언뜻 보면 전혀 상관없어 보일지도 모르는 곳에서 통증의 근본적인 원인을 찾아낼 수 있는 것이다.

그렇기 때문에 환자들은 나의 진단에 의아해하기도 한다. 예를 들어 환자가 목이 아프다고 하면 나는 그의 손가락 힘을 검사해 본다. 그 이유는 우리 몸의 해부학적 구조에 있다. 팔에 분포하는 모든 신경은 목에서부터 시작하며, 목에서 시작한 신경의 네트워크 상완신경총은 결국 세 개의 분지로 갈라져서 손에서 끝난다. 몸의 신경체계가 정형의학적 체계-신경이 근육으로 전기자극을 보내고 결국 이 신호가 뼈까지 도달해 관절을 움직이도록 하는-와 어떻게 연결되는지를 알기 때문에 어떤 손가락이 제 기능을 다 하지 못하는지를 관찰하면 목의 어떤 신경이 안 좋은지를 판단할 수 있는 것이다.

중요한 것은 당신의 통증이 어디서 왔는지를 내가 안다는 사실이다. 그렇기 때문에 근본적인 치료를 가능케 하는 가장 간단하고 효과적인 동작들을 가르쳐 줄 수 있는 것이고, 이것은 통증을 물리치는 가장 좋은 방법이다. 그러니 어디에 가든지 이 책을 몸에 지닐 것을 권유한다. 그러면 필요할 때면 언제든지 도와줄 준비가 되어 있는 브릴운동과 항상 함께할 수 있다. 브릴운동과 함께라면 처방전도 없이 약물을 복용하며 증상을 감추려고 애쓰는 대신 간편하게 통증에서 해방될 수 있다.

## 당신이 필요로 하는 바로 그 해결책

당신이 일주일에 3번 물리치료를 받는 환자든, 혹은 《코어 프로그램》에 나오는 운동을 매일 따라 하는 사람이든, 아니면 운동을 전혀 하지 않는 사람이든 그것은 상관없다. 당신은 스트레스에서 연유하는 갖가지 종류의 통증을 언제라도 느낄 수 있다. 우리 삶은 도전으로 가득 차 있으며 그 도전들은 사라질 성질의 것이 아니다. 올림픽 운동선수나 컴퓨터 작업을 하는 사람, 주말 골퍼, 중압감에 시달리는 회사 중역, 전업주부 등 누구 할 것 없이 언제 어디서 통증이 덮쳐 오든 그에 대항할 수 있는 쉬운 방법을 이 책에서 발견할 수 있을 것이다.

나는 건강한 신체는 신의 선물이라고 생각한다. 이제는 우리 몸이 수행하는 신성한 활동을 찬미하고 최상의 몸 상태를 유지하기 위해 브릴운동을 실시해야 할 때다.


## 근육통은 이렇게 해결하라

처음 브릴운동을 할 때 약간의 불편함을 느낄 수도 있는데 이는 지극히 정상적인 반응이다. 팽팽하게 긴장된 근조직들을 브릴운동의 동작들이 정상적인 길이로 늘여 주기 때문이다. 그러나 시간이 지남에 따라 그 불편함은 줄어들게 된다. 긴장되어 있는 근육을 늘여 줄수록 당김이 줄어들기 때문이다. 시간이 흘러도 그 불편함이 줄어들지 않을 경우에는 운동의 강도를 줄여 기분 좋을 만큼만 행하도록 한다.

만약 근육이 계속 아프다면 환부에 얼음팩을 사용하도록 한다. 얼음은 소염제 역할을 하며 근육경련을 줄여 주고 진통효과를 발휘한다. 냉찜질이 아니라 온찜질을 할 경우에는 근육경련에만 효과를 볼 수 있다. 얼린 완두콩 주머니는 아주 훌륭한 얼음팩 역할을 한다. 또한 완두콩이 환부의 형태에 따라 유연하게 움직이기 때문에 아주 효과적이다. 얼린 완두콩 주머니를 베갯잇 속에 넣고 아픈 부위에 10~15분 갖다 댄다. 얼음팩으로 찜질을 할 때는 얼음 때문에 피부가 손상되어 동상에 걸리지 않도록 주의하도록 한다(나의 경험상 베갯잇을 얼음 주머니로 사용하는 것이 동상을 예방하는 데에 가장 효과적이다).

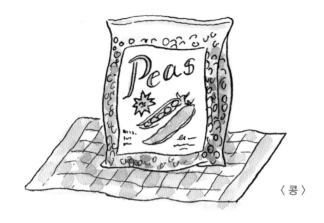

콩 주머니를 얼린 다음
베갯잇에 넣어 찜질을 하면 효과적으로
근육통을 해소할 수 있다.

〈 콩 〉

약간의 불편함은 그리 걱정할 일이 아니다. 그렇지만 특정한 동작을 하면 팔이나 다리가 저리거나 강한 통증이 수반된다면 운동을 중단하는 것이 좋다. 통증이 더 악화되거나 2주일 이상 지속될 때, 혹은 통증이 팔이나 다리로 퍼져 내려간다면 반드시 의사나 물리치료사와 상담을 해야 한다. 이는 의학적인 치료를 요하는 상태일 수도 있기 때문이다. 방사통radiating pain 이외에도 의사의 점검을 받아야 하는 증상으로는 다음과 같은 것들이 있다.

- 참을 수 없는 통증

- 수면을 방해할 정도의 통증

- 환부가 부어오르거나 벌겋게 되는 경우

- 손발이 저리거나 힘이 빠질 때, 혹은 그 둘 중 한 가지 증상이 나타나는 경우

- 어떤 종류의 통증이든 그것이 2주 이상 지속되는 경우

## 02 당기는 목 살살 녹여 주기
# 브릴 데드 치킨 brill dead chicken

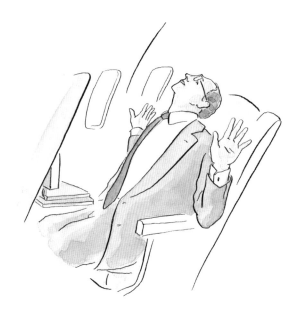

1. 턱을 가슴 쪽으로 당기고 머리를 뒤로 밀어 내어 목의 뒷부분이 늘어나게 한다.

2. 가슴을 내밀어 가슴이 평상시보다 위로 올라가도록 한 다음 양어깨의 견갑골을 모아 몸 뒤쪽으로 꽉 조인다.

3. 양팔을 구부리고 양손이 어깨선보다 뒤로 가도록 한다. 이때 양 팔꿈치를 몸통에 바짝 붙이고 손바닥은 몸 바깥쪽을 향하게 한다.

4. 그 상태에서 얼굴이 천장을 마주 보게 될 때까지 고개를 젖힌다. 10까지 세고 자세를 푼다.

## Focus

이 동작은 브릴 치킨과 비슷하지만 특별히 목을 더 많이 스트레칭해 주는 운동이다. 흔히 많은 사람들이 고개를 가누기 위해 머리를 앞으로 내밀거나 고개를 숙이는 자세를 취한다. 브릴 데드 치킨은 그런 불량한 자세를 교정해 주고, 목과 팔을 개운하게 해 준다.

## Check

고개를 장시간 숙이고 있거나, 머리를 앞으로 내밀고 있으면 목에 무리가 가기 마련이다. 이 운동은 목을 스트레칭하는 데 특히 효과적이다.

### 심호흡을 하면 금세 기분이 좋아진다

운동을 본격적으로 시작하기 전이라 해도 '크고 깊은 호흡'만으로 즉시 몸을 이완시킬 수 있다. 이런 호흡을 하면 지금 하고 있는 동작들에 귀를 더 잘 기울일 수 있고 주의를 집중할 수 있다. 심호흡을 통해 체세포들이 제 기능을 수행하는 데에 필요한 산소를 공급받기 때문이다(에어로빅 운동을 하고 나서 통증이 사라졌다면 그것은 이와 같은 이유에서. 몸을 움직이면 심장이 더 많은 피를 몸 전체에 공급하게 되고, 이에 따라 산소 흡입량이 증가한다. 산소는 모든 체세포의 기능을 돕는다).

한 가지 꼭 명심해야 하는 사실은 '숨을 반드시 코로 쉬어야 한다'는 것이다. 나는 이 사실을 강조하기 위해 늘 환자들에게 이렇게 말하는데, 이 말을 들으면 코로 숨 쉬어야 한다는 사실을 쉽게 잊어버리지 않을 것이다. "음식을 코로 먹지는 않는다. 그러므로 숨은 입으로 쉬는 게 아니다. 입으로 숨을 쉬는 것은 코로 밥을 먹는 것과 같다."

실제로 코로 호흡해야 하는 데는 이유가 있다. 코는 공기를 거르고 따뜻하게 하여 폐가 이를 더 잘 받아들일 수 있는 상태로 만든다. 좀 더 빨리 편안해지고 싶다면 다음과 같이 행한다.

- 앉거나 드러누워서 양손바닥을 배 위에 댄다.
- 콧구멍으로 숨을 깊이 들이마시면서 4까지 센다. 손바닥으로 배가 부풀어오르는 것을 느낀다.
- 숨을 유지하면서 조용히 7까지 센다.
- 콧구멍으로 숨을 내쉬면서 8까지 센다. 배가 꺼지면서 양손이 내려오는 것을 느낀다.


## 이렇게 하면 더 효과적

브릴운동을 시작할 때는 해당 부위 운동 중에서 서 있는 자세든, 앉아 있는 자세든, 혹은 누워 있는 자세든 그 동작들 중 언제나 첫 동작부터 시작하기를 권한다. 왜냐하면 첫 번째로 소개된 운동이 대부분의 환자에게 가장 효과가 있었던 운동이기 때문이다. 순서대로 시행하는 것이 가장 효과적으로 통증을 제압할 수 있는 방법이다.

첫 번째 운동을 했는데도 통증이 줄어들지 않는다면 다음 동작으로 계속 넘어간다. 사실 한 장

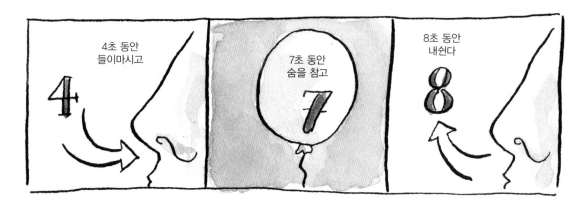

〈 코로 심호흡하기 〉

에 소개되어 있는 브릴운동을 전부 한다고 해도 해가 되지는 않는다. 오히려 그 동작들을 전부 하면 그만큼 더 빨리 문제 부위를 강화시킬 수 있다. 이는 앞으로는 통증이 줄어들 것이라는 의미다. 더 나아가 통증에서 완전히 자유로워지는 단계에 이를 수도 있다.

변화를 주기 위해 운동방법을 설명하면서 몸의 오른편이라고 방향을 제시한 운동도 있고, 왼편이라고 제시한 운동도 있지만 소개된 방향이 아니라 통증이 있는 해당 쪽의 운동을 해야 한다. 그렇지만 브릴운동은 몸의 양쪽 모두에 효과가 있다는 것을 명심하라. 그렇기 때문에 어느 한 쪽만 아프더라도 반대쪽을 위한 운동을 원한다면 그렇게 하면 된다. 운동을 양측에 모두 시행하면 양쪽의 상태를 서로 비교해 볼 수도 있다. 또한 아직 통증이 오지 않은 곳에 생길 수도 있는 잠재적인 손상을 예방함으로써 상승효과를 낼 수 있다.

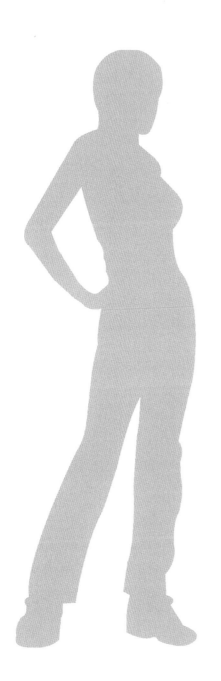

# 머리·안면

당신이 심한 두통 때문에 업무에 지장을 받기 일쑤인 수십만 중 한 명이라면 바로 지금이 그것을 바꿀 절호의 찬스다. 사람들은 대부분 스트레스를 받으면 두통이 오는 것이 당연하다고 생각하지만 사실은 그렇지 않다. 스트레스와 관련된 두통을 빨리 없앨 수 있는 방법은 의외로 너무나 많기 때문이다.

두통이 나타나려 할 때 이 책에 나와 있는 몇 가지 간단한 동작을 실시하면 두통을 다스리고 물리칠 수 있다. 의학적인 치료를 받지 않고도 통증에서 벗어날 수 있으며, 이는 30분도 채 안 걸린다.

스트레스는 머리를 지탱하고 있는 근육에 영향을 미치고 그 영향력은 다시 두통으로 이행한다. 이 운동법은 이 과정을 정확히 이해하고 만들어진 것이기 때문에 확실히 효과가 있다. 스트레스를 받을 때에는 목, 머리, 그리고 얼굴의 근육이 긴장되는 경향이 있다. 이 긴장된 근육으로 말미암아 혈관 및 신경이 압박을 받을 수 있다. 혈관이 압박을 받으면 세포에 산소를 충분히 전달하지 못하게 된다. 또한 신경이 압박을 받으면 전기자극이 근육에 제대로 전달되지 못하기 때문에 근육의 기능이 저하된다.


그렇지만 감정적인 스트레스만이 '기계적 두통'을 유발하는 것은 아니다. 소위 기계적 두통은 근육의 긴장에서 유발되는데, 머리가 '중립위치'에서 벗어난 상태를 너무 장시간 유지해도 이 두통이 발생한다. 중립위치란 편안한 상태에서 머리가 목의 맨 윗부분에 똑바로 위치해 있는 것을 말하는데, 이때 척추는 목과 등 윗부분·등 아랫부분을 따라 부드러운 S자 모양을 유지하게 된다. 이러한 자세에서 머리는 그 바로 밑에 있는 모든 추골, 즉 요추와 천추뿐 아니라 목의 추골(경추)과 등 윗부분의 추골(흉추)에 의해서, 또한 모든 척추를 연결시키는 근육 및 인대에 의해서도 적절하게 지지를 받는다. 머리가 지탱되기 위해서는 주변의 지지구조들이 튼튼해야 한다. 머리의 무게는 4.5kg~5.4kg이나 되는데, 이는 볼링공의 무게와 비슷하다.

불행하게도 머리는 대부분의 시간 동안 적절하게 지탱받지 못하고 있다. 그것은 우리가 생활을 하면서 머리를 중립위치에서 벗어난 상태로 많이 두기 때문이다. 예를 들어 목과 어깨 사이에 전화기를 끼우고 고개를 한 쪽으로 기울인 자세로 오랜 시간을 보내는 것도 머리를 중립위치에서 벗어

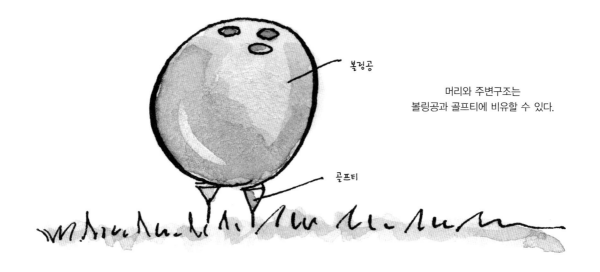

볼링공

골프티

머리와 주변구조는
볼링공과 골프티에 비유할 수 있다.

나게 하는 일이다. 만일 귀를 어깨선보다 훨씬 앞으로 나올 만큼 머리를 앞으로 내밀고 있다면(이것은 매일 수십만 명이 컴퓨터 화면을 보거나 서류업무를 하느라고 몸을 숙일 때 흔히 취하는 자세다), 이때 머리는 필요한 지지를 제대로 받지 못한다. 어떤 자세든 머리가 장시간 중립위치에서 벗어나 있으면 근육이 긴장되기 마련이다. 그러면 신경이 압박을 받을 수 있기 때문에 두통이 생긴다.

이 밖에 다른 종류의 신경압박도 두통을 일으킬 수 있다. 많은 기능을 수행하는 뇌신경 12개 중 대다수는 뇌에서 시작되어 두개골 밑에 있는 조그마한 통로를 지나간다. 여기에는 청각·후각·미각 등 특수한 감각을 수행하는 신경도 포함된다. 머리가 정상적인 위치를 벗어나면 이 신경들 역시 압박을 받게 되고, 이 압박이 두통으로 이어질 수 있다.

하지만 두통에서 벗어나는 것은 단순히 머리를 중립위치에 되돌려 놓기만 하면 되는 간단한 일이 아니다. 말이 쉽지 장시간 고개를 앞으로 내밀고 있던 자세에서 머리를 중립위치로 돌려놓기 위해 긴장된 조직을 스트레칭하면, 뒷머리 또는 한 쪽 귀나 눈 윗부분에 쑤시는 듯한 통증이 유발될 수도 있다. 심지어는 두피까지 긴장시켜 불편한 느낌을 줄 수 있다. 이 때문에 '스칼프 글라이드Scalp Glide'라고 부르는 브릴운동(7번 운동)을 제시해놓은 것이다.

잘못된 자세에서 비롯되는 문제는 두통만이 아니다. 잘못된 자세는 장기적인 손상을 유발할 가능성이 있다. 오랜 시간 머리를 앞으로 내미는 자세를 취하는 것은 머리를 떠받치는 추골에 약 45kg의 힘을 가하는 것과 마찬가지 효과를 낸다. 그 무게가 추골들 사이에 있는 추간판들에 압박을 가하고 특히 가장 위에 있는 추골인 환추(atlas : 머리를 받치는 1번 경추)를 손상시킨다. 이러한 부자연스러운 머리 위치를 반대방향으로 운동해서 바로잡지 않으면 척추가 조기에 퇴화될 수 있다. 브릴운동은 이러한 장기간에 걸친 잠재적인 손상 가능성을 예방하는 데 도움을 준다.

그러나 브릴운동의 주목적은 '즉각적인 통증의 해소'에 있다. 내가 두통에 효과가 있다고 제시하는 운동의 대부분은, 목 윗부분의 근육을 스트레칭하고 중립위치에서 벗어난 자세를 바로잡을 수 있도록 해 준다. 그 동작들은 목 윗부분에 가해지는 압박을 덜어 줌으로써 혈액의 흐름을 다시 최고의 상태로 만든다. 또한 신경이 제 기능을 회복하도록 도와주며 두통을 빨리 효과적으로 해소한다. 그러나 스트레칭만으로는 원하는 효과를 보지 못할 때도 있다.

간혹 이미 긴장된 근육을 한층 더 당겨서 그 근육들이 이완될 때까지 극도로 고개를 앞으로 내미는 자세를 취하는 것이 더 좋은 결과를 가지고 오는 경우도 있다(12번 운동의 경우가 그러하다). 비논리적으로 들릴 수 있지만 때에 따라 이는 효과적인 방법이 될 수 있다. 그러므로 브릴운동을 직접 해 보고 어떤 방법이 자신에게 맞는 방법인지 찾는 것이 중요하다.

두통에 점령당하지 말자. 이제 두통 따위는 재빨리 없애버리고 활기찬 일상을 즐기자.


## 긴장성 두통의 즉각적 해소

다른 사람들처럼 당신도 스트레스를 받을 때는 이를 악물거나 얼굴을 찡그릴 것이다. 바로 그럴 때 긴장성 두통이 올 수 있고 턱에 통증이나 당김 증상을 느낄 수 있다.

여기 이를 악물거나 얼굴을 찡그려서 생긴 통증을 풀어 주고 자세에 상관없이 그 자리에서 실시할 수 있는 운동을 몇 가지 소개한다. 이 장에 소개된 운동들은 눈 주위의 근육과 두피, 그리고 두통의 또 다른 원인이 될 수 있는 두개골 내부공간 주위의 근육에 직접적인 효과를 발휘한다.

## 03 딱딱해진 턱의 긴장 풀기

# 혀 누르기 tongue press

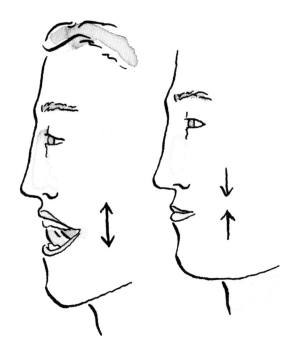

1. 앉거나 똑바로 서서 머리가 정면을 향하도록 한다. 또는 바닥에 등을 대고 누워 천장을 쳐다본다.

2. 턱과 입에서 힘을 뺀다.

3. 혀끝을 윗니 바로 뒤의 입천장에 밀어붙인다.

4. 혀를 입천장에 붙인 채 입을 벌렸다가 다문다. 반복해서 10회 실시한다.

## Focus

턱관절은 마치 경첩처럼 움직이는데, 이같이 열리고 닫힐 수 있는 건 턱근육 덕분이다. 이 근육은 귀 바로 밑에 위치하는 목 위쪽 추골의 양옆에 부착되어 있다. 한 쪽으로만 누워서 자거나 치아가 부러졌거나 치열이 고르지 못할 때, 혹은 이를 갈고 손톱을 물어뜯는 습관이 있는 사람에게는 부정교합이 생길 수 있다. 이럴 때 턱근육은 균형을 잃게 되고 관절은 그 영향을 받는다.

이 운동은 혀를, 턱이라는 경첩을 조정하는 스프링으로 삼아 턱 근육들이 정상적으로 열리고 닫힐 수 있게 도와주며 대칭적으로 움직일 수 있도록 해 준다.

## Check

손톱을 물어뜯거나 이를 갈거나 한 쪽으로만 누워 자는 습관이 있으면 얼굴의 균형이 무너진다. 이 운동은 얼굴의 균형을 되살려 주고 턱이 부드럽게 움직일 수 있도록 도와준다.

## **04** 스트레스로 긴장된 안면을 부드럽게

# 귀 잡아당기기 ear tug

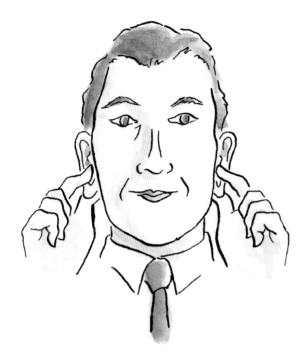

1. 앉거나 똑바로 서서 머리가 정면을 향하도록 한다. 또는 바닥에 등을 대고 누워 천장을 쳐다본다.

2. 귓불을 잡는다. 이때 검지는 귓바퀴 바로 안쪽에, 엄지는 귓바퀴 바로 뒤쪽에 위치하도록 한다.

3. 부드럽게 두 귀를 귀 바깥쪽 아래로 잡아당긴다. 그 상태로 10까지 센다.

## Focus

믿어지지 않을지도 모르지만 이 간단한 운동은 귀와 목이 만나는 지점에 위치한 조직들을 늘여 줌으로써 긴장된 턱을 부드럽게 만들어 준다. 이 조직에는 당김 증상이나 긴장이 생기기 쉽다. 이 운동은 목 뒤에서부터 앞까지 근육의 긴장을 풀어 준다. 또한 이를 갈거나 턱을 꽉 다물어서 생긴 내이inner ear의 압력을 줄여 준다. 비행기에서 귀가 먹먹한 느낌이 들 때도 이렇게 잡아당겨 주면 귀에 가해지는 압력을 줄일 수 있다.

## Check

긴장되면 턱이 굳기 쉬운데 이 운동은 턱과 목의 긴장을 풀어 주며, 비행기 안에서 귀가 먹먹한 느낌이 들 때 실행해도 좋은 효과를 볼 수 있다. 또 스트레스나 긴장 때문에 이를 갈거나 턱을 꽉 다물면 안면근육이 굳어지는데, 이 운동은 긴장된 안면을 개운하게 해 준다.

# 05 긴장된 안면근육 풀어 주기

## 뺨 풀어 주기 cheek release

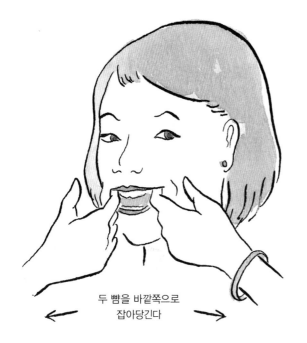

두 뺨을 바깥쪽으로
잡아당긴다
←          →

1. 앉거나 똑바로 서서 머리가 정면을 향하도록 한다. 또는 바닥에 등을 대고 누워 천장을 쳐다본다.

2. 검지를 뺨 안으로 집어넣는다.

3. 입술을 긴장시키지 않으면서 두 뺨을 바깥쪽으로 잡아당긴다. 그리고 깊이 숨을 들이마신다. 조용히 10까지 세면서 천천히 숨을 내뱉는다.

### Focus

이를 가는 사람, 혹은 두개골 내부공간과 관련된 두통으로 고통받고 있는 사람, 또는 턱근육이 긴장되기 쉬운 사람에게 유용한 운동이다. 이 운동을 하면 뺨의 근육, 즉 음식을 씹을 때 치아 사이에 음식물을 고정시키는 역할을 하는 근육을 이완시킬 수 있다. 이 근육은 주로 무언가를 빨아들일 때 사용된다.

이 동작은 학창시절 등 뒤에서 누군가를 놀릴 때 했던 행동을 연상시키지만 지금은 하나의 운동으로서 유용하게 사용할 수 있다.

### Check

만성적인 두통에 탁월한 효과가 있으며 긴장된 뺨을 풀어 준다. 뺨의 근육을 풀어 줌으로써 음식물을 꼭꼭 씹을 수 있게 도와준다.

# **06** 흐트러진 안면근육에 균형을

# 혀 돌리기 tongue loop

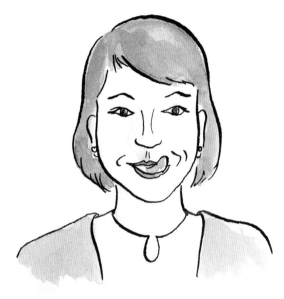

입술 주위를 핥는 것처럼
혀를 좌우로 돌린다.

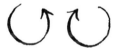

1. 앉거나 똑바로 서서 머리가 정면을 향하게 한다. 또는 바닥에 등을 대고 누워서 천장을 쳐다본다.

2. 혀를 내민다.

3. 혀를 입술 주위로 해서 한 쪽 방향으로 천천히 5회 돌린다. 다시 반대 방향으로 5회 돌린다.

## **Focus**

긴장했을 때 목소리가 갈라지거나 가라앉는다면 이 운동을 해 보도록 한다. 목 앞부분에 있는 근육은 혀를 지지하며 말을 할 때 영향을 미치는데, 이 운동은 이 근육뿐 아니라 혀에 붙은 근육에 균형을 주는 효과가 있다.

이 브릴운동을 처음 할 때 어느 한 쪽 방향으로만 이를 행하는 것이 더 편하다는 느낌을 받을 수도 있다. 이는 힘이나 길이에 있어서 목과 턱근육의 균형이 깨져 있다는 확실한 증거다. 이 동작으로 균형을 회복할 수 있다.

## Check

이 운동은 입 주변의 근육에 균형을 주며 혀의 움직임을 원활하게 해 준다. 또 긴장되어 목소리가 잘 나오지 않을 때 행해도 효과를 볼 수 있다.

## 07 지끈지끈한 머리를 시원하게

# 스칼프 글라이드 scalp glide

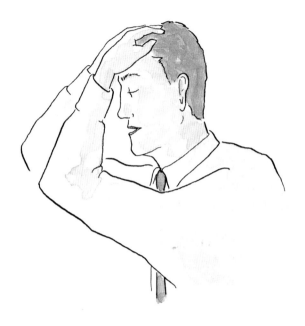

1. 앉거나 똑바로 서서 머리가 정면을 향하도록 한다. 또는 바닥에 등을 대고 누워 천장을 쳐다본다.

2. 양 손바닥을 이마 윗부분에 두고 손가락은 두피의 양쪽에 가볍게 댄다.

3. 두개골 위에 손을 댄 채로 손끝에 힘을 넣어 두피의 근육조직을 앞으로 당겼다 뒤로 밀어 준다. 10회 반복한다.

## Focus

이 운동은 안면과 귀를 제외한 머리 전체를 싸고 있는 근육, 그리고 그 주변 결합조직의 긴장을 풀어 준다. 얼굴을 찡그리면 머리 뒤쪽의 근육도 따라 긴장된다.

지금 한번 얼굴을 찡그려 보라. 머리 뒷부분이 따라서 위로 당겨지는 듯한 경직감을 느낄 수 있을 것이다.

이 동작은 머리 뒤쪽에서 두피로 연결되는 근육뿐 아니라 이마에서 두피로 연결되는 근육도 함께 스트레칭해 준다.

## Check

짜증이 나서 오만상을 찡그리면 두통도 함께 온다. 이 운동은 긴장과 스트레스에서 오는 두통을 말끔하게 날려 준다.

## **08** 머리와 눈을 상쾌하게

# **이마 돌리기** forehead roll

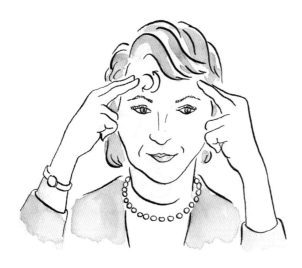

1. 앉거나 똑바로 서서 머리가 정면을 향하도록 한다. 또는 등을 바닥에 대고 누워 천장을 쳐다본다.

2. 양손의 검지와 중지를 눈썹 위 약 2.5cm 위치에 댄다.

3. 손가락 밑에 있는 피부를 5까지 세면서 눈썹의 안쪽 방향으로 돌린다.

4. 손가락 밑에 있는 피부를 5까지 세며 눈썹의 바깥쪽 방향으로 돌린다.

## **Focus**

이 운동은 두통을 해소할 뿐만 아니라 눈의 피로를 덜어 준다. 또한 부비동(눈, 코, 볼, 이마 뒤에 있는 비어 있는 공간) 속에 꽉 들어차 있는 점액을 배출시키며 이마의 긴장을 해소하는 데 아주 좋은 운동이다. 장시간 문서업무를 하거나 컴퓨터에 데이터를 입력하는 반복작업을 하는 사람에게 아주 적절한 운동이다.

## Check

이 동작은 장시간의 문서업무에 시달리는 사람에게 아주 효과적이며, 컴퓨터 모니터를 오랜 시간 응시했을 때 생기는 두통과 눈의 피로를 말끔하게 해소해 준다.

# **09** 뻑뻑한 눈을 맑고 개운하게 1

# 눈 유연체조-수직이동 eye calisthenics-straight

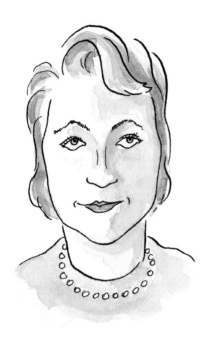

1. 앉거나 똑바로 서서 머리가 정면을 향하도록
   한다. 또는 바닥에 등을 대고 누워 천장을
   쳐다본다.

2. 눈동자를 위로 올린다. 눈이 약간 아프다 싶
   을 때까지 올린다. 그 상태를 1초나 2초간
   유지한다. 그런 뒤 눈동자를 제자리로 돌려
   평상시 상태로 돌아온다.

3. 위로 치뜨고 풀기를 5회 반복한다.

4. 마지막으로 눈을 감고 5까지 세고 나서 눈을
   뜬다.

## Focus

책을 보거나 문서작업을 하거나 어떤 것에 집중할 때 시선은 한 곳에 고정되기 마련이다. 그러면
안구 주위의 근육이 불균형해진다. 또 집중을 더 잘하기 위해 목을 빼고 작업하는 경우에도 눈에
무리가 간다. 이 운동은 눈근육의 균형을 잡아 준다. 하루 종일 눈을 혹사시켰다면 이 운동으로
눈을 맑고 개운하게 할 수 있다.

## Check

한 곳에 시선을 오래 고정시키고 있어 눈이 뻑뻑할 때 이 운동을 하면 눈에 활력을 줄 수 있다. 이 운동은 눈 주변의 근육을
강화시키고 눈을 생생하게 만들어 준다.

## 눈 주위 근육의 긴장완화

눈이 피로를 느끼는 이유를 이해하기 쉽게 하기 위해 망막은 스크린이고, 눈의 근육은 초점을 맞추는 기구라고 생각해 보자. 근육은 두 눈이 협조해서 여러 곳을 볼 수 있도록 하는 데에 큰 역할을 한다.

오랫동안 눈을 아래로 깔고 글을 읽으면 안구 주위의 특정 근육이 짧아지고 당겨진다. 혹은 컴퓨터 화면을 비스듬히 쳐다보거나 컴퓨터 화면을 더 가까이 보기 위해 목을 내미는 경우, 눈의 또 다른 근육들이 약화될 수 있다. 그렇기 때문에 컴퓨터 화면에서 팔 길이 정도 떨어져서 작업할 수 있도록 모니터의 위치를 조정하고 또 모니터가 정면을 향해 똑바로 놓이도록 설치해야 한다. 서류의 경우에도 앞쪽에 평면으로 놓는 것보다 비스듬히 기울여 세워 놓는 것이 눈 근육의 균형에 좋다. 또한 그렇게 하면 좋은 자세를 가질 수 있다는 이점이 있다.

지금까지 세금고지서에 적힌 잔글씨를 읽거나, 눈을 혹사시키면서 컴퓨터 화면을 보거나, 하루 종일 앉아서 12부작 TV시리즈를 봐 왔다면 여기 나온 운동으로 눈의 피로를 풀어 보자. 이 운동들을 하면 영상이 망막에 효율적으로 맺히도록 해 주는 5개 눈근육의 균형이 다시 잡힌다.

# 10 뻑뻑한 눈을 맑고 개운하게 2

# 눈 유연체조-시선이동 eye calisthenics-diagonal

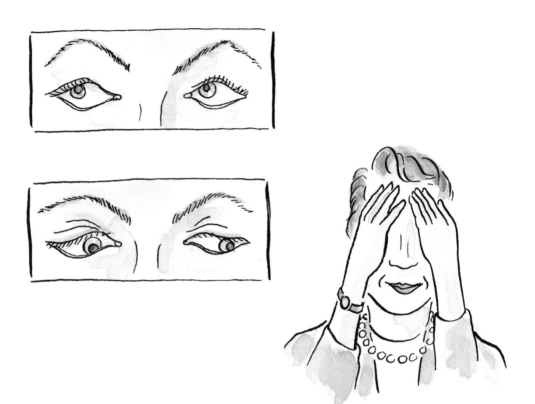

1. 앉거나 똑바로 서서 머리가 정면을 향하도록 한다. 또는 바닥에 등을 대고 누워 천장을 쳐다본다.

2. 오른쪽 위를 보다가 왼쪽 아래를 본다. 5회 반복한다.

3. 왼쪽 위를 보다가 오른쪽 아래를 본다. 5회 반복한다.

4. 양손을 맞대고 따뜻해질 때까지 빠른 동작으로 비빈다.

5. 두 눈을 감고 따뜻해진 양손을 그 위에 댄다.

6. 눈을 머리 쪽을 향하여 지긋이 뒤로 민다(눈이 눈구멍 속으로 쑥 들어가는 듯한 느낌이 들 것이다).

7. 눈 근육을 회복시키기 위하여 그 상태를 유지한 채 10까지 센다.

# Focus

눈은 우리 몸에서 가장 오랜 시간 일을 하는 기관 중 하나다. 깨어 있는 동안에는 어쩔 수 없이 눈을 사용할 수밖에 없기 때문이다. 수직운동과 사선운동을 병행하면 지친 눈을 건강하고 아름답게 만들 수 있다.

## Check

눈은 지치고 피로해지기 쉽다. 눈이 뻑뻑할 때나 침침할 때, 몽롱한 기분이 들 때 이 운동을 하면 효과를 볼 수 있다. 이 운동은 소중한 눈을 맑게 지켜 준다.

# **11** 속에 뭔가 들어찬 듯 답답한 머리와 안면을 산뜻하게
## **부비동 순환시키기** sinus drainer

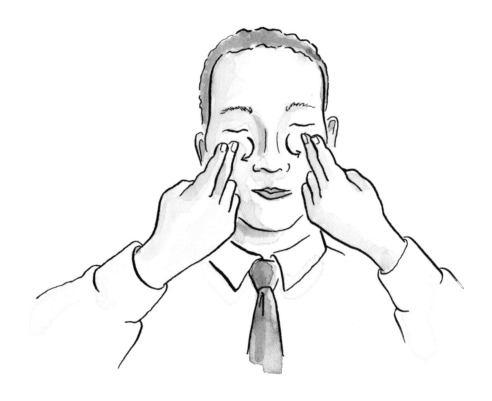

1. 앉거나 똑바로 서서 머리가 정면을 향하도록 한다. 또는 바닥에 등을 대고 누워 천장을 쳐다본다.

2. 양손의 검지와 중지를 눈 밑에 대고 코 쪽으로 부드럽게 원을 그리며 10회 마사지한다.


    부비동의 순환을 돕기 위해 냉찜질과 온찜질을 5분씩 번갈아 해 본다. 레몬을 넣은 뜨거운 물을 마시면 막힌 곳을 수월하게 뚫을 수 있다. 반면 유제품과 설탕은 점액의 형성을 촉진하기 때문에 피하는 것이 좋다.

# Focus

부비동이란 눈, 코, 볼 뒤와 이마 뒤에 있는 비어 있는 공간을 말한다. 그런데 부비동이 순환이 안 되는 상태에서 손상을 받게 되면 두통까지 올 수 있다. 부비동이 점액으로 가득 차게 되는 이유에는 여러 가지가 있다. 흔히 앓는 감기도 그중 한 가지 원인이 될 수 있고 그 외에 오염물질이나 자극물, 꽃가루, 먼지 속의 진드기, 애완동물의 비듬, 곰팡이 등도 원인이 될 수 있다. 스트레스를 받을 때 부비동의 통증이 악화된다면 이 운동을 해 본다.

## Check

감기에 걸렸을 때나 미세한 먼지 때문에 머리와 안면이 답답할 때 이 운동을 하면 상쾌한 기분을 느낄 수 있다. 또한 두통이 있을 때도 효과를 볼 수 있다.

# **12** 찌뿌드드한 머리를 날아갈 듯 가볍게
# 엎드려서 목 앞·뒤로 빼기 prone neck

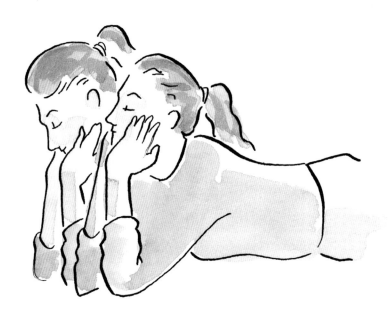

1. 배를 바닥에 깔고 엎드려 팔꿈치를 세운다(이것은 아이들이 TV로 만화를 보면서 흔히 취하는 자세기 때문에 '만화자세'라고 불러도 좋을 것 같다).

2. 양손으로 얼굴을 감싼다. 이때 손목은 턱 아랫부분에 두고 손가락을 뺨에 댄다.

3. 숨을 깊이 들이마신다.

4. 머리를 앞쪽으로 지나치다 싶을 정도로 쭉 뺀 상태에서(앞으로 빼기 단계), 10까지 세고 숨을 뱉는다.

5. 숨을 깊이 들이마신다.

6. 턱을 밀어넣는다는 느낌으로 머리를 뒤로 뺀다(뒤로 빼기 단계). 이 자세를 유지하면서 10까지 센다. 숨을 뱉는다.


이 브릴운동을 하고 나서 두통이 가시기는 했지만 완전하지 않은 것 같으면 앞이나 뒤 중 효과 가 있었던 것을 60초 동안 시행하도록 한다.

# Focus

이 운동은 심호흡을 하면서 머리를 움직이는 동작으로 두통에 효과적일 뿐만 아니라 몸을 개운하게 만들어 준다. 목을 앞뒤로 움직임으로써 긴장되어 있던 머리 주변의 모든 근육이 스트레칭된다.

## Check

스트레스나 불량한 자세는 두통을 유발하는데, 이 운동은 지끈지끈 찌뿌드드한 머리를 맑고 개운하게 만들어 준다.

---

### 놀라운 창조물 – 인체

사람의 몸에는 다음과 같은 것들이 있다.

- 310개의 뼈
- 650개 ±α의 근육
- 33개의 척추
- 31쌍의 척수신경
- 12개의 뇌신경
- 8m에 이르는 소화관

이 모든 부분들이 어떻게 서로 협조해서 제 역할을 하는지를 생각하면 정말 경이롭지 않은가? 그렇지만 가끔은 이것들이 서로 균형과 조화를 이룰 수 있도록 운동을 해 줄 필요가 있다. 이 책에 나오는 운동들이 모두 바로 그런 운동이다.

당신의 몸은 하늘이 준 선물이다. 그러므로 이를 현명하게 쓸 줄 알아야 한다.

# 목

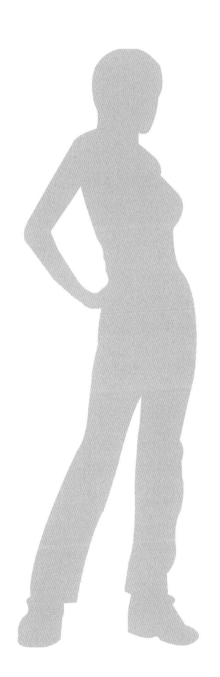

스트레스로 인한 목의 통증으로 고생하는 사람은 너무나 많다. 그렇기에 '목의 통증'이라는 표현은 이미 일상적인 용어가 되어 가고 있는 것 같다. 목이 너무나 당기고 긴장돼서 머리를 돌리거나 숙이거나 쳐들 때 움찔거리게 된다면 여기 나오는 목운동을 반드시 해야 한다. 그러나 목을 위한 브릴운동을 하기 전에 우선 상식적으로 평소에 해도 좋은 것과 하지 말아야 할 것을 알아두는 것이 좋다.

먼저, 구부정한 자세를 취하지 말아야 한다. 똑바로 앉거나 서는 것이 목의 긴장을 푸는 지름길이다. 또한 자주 휴식시간을 갖고 스트레칭을 하는 것이 좋다. 특히 장시간 독서를 하거나 컴퓨터 앞에서 일할 때에는 그런 시간이 더욱 자주 필요하다. 그리고 통증을 덜기 위해 지금까지 고개로 원을 그리며 돌리는 목운동을 해 왔다면 조심하는 것이 좋다! 이 동작은 목의 추골을 압박해서 신경을 조이기 때문에 목을 한층 더 불편하게 할 수 있다. 또한 목을 주무르는 것은 처음에는 효과가 있는 것처럼 보일지도 모르지만 일시적인 현상에 불과하다. 정말로 필요한 것은 편안함을 지속시켜 줄 방법이다.


여기 소개된 목운동은 목의 긴장을 풀고 '목의 통증'을 느끼자마자 해소하기 위해 특별히 고안된 것들이다. 목은 구조상 그 가동범위가 넓고 유연하기 때문에 일상생활을 하는 동안 구조적인 부정렬이 자주 발생한다. 브릴운동은 그 부정렬을 바로잡을 수 있도록 도와준다.

목은 8가지 서로 다른 움직임이 가능하며 척주spine 중에서 가장 움직임이 많은 부위다. 목의 동작에는 다음과 같은 것들이 있다.


- 구부리기와 젖히기 (머리를 앞뒤로 떨어뜨리는 것)
- 돌리기 (머리를 오른쪽이나 왼쪽으로 돌리는 것)
- 옆으로 구부리기 (머리를 오른쪽이나 왼쪽으로 구부리는 것)


목 위쪽과 아래쪽이 연합하여 움직이면 위와는 다른 기능적 자세를 만들 수 있다.

- 내밀기 (목 위쪽이 길게 늘어나고 목 아래쪽이 구부러짐)

- 당기기 (목 위쪽이 구부러지고 목 아래쪽이 길게 늘어남)

목이 제대로 정렬되어 있다는 것은, 척추후관절과 추간판이 적절한 균형을 이루고 있다는 것을 의미한다. 척추후관절은 각각의 경추골이 만나는 두 개의 접점을 말하며, 추 간판은 세 번째 접점 부위를 말한다. 하지만 목은 움직임이 아주 많은 부위기 때문에 균형을 잃기 쉽고, 균형을 잃으면 불편함과 함께 구조적 변형이 발생한다.

예를 들어 목을 앞으로 쭉 빼고 앉아 있을 수밖에 없는 긴장된 회의를 장시간 지속하면 추골과 추골에 영양을 공급하는 혈관들은 압박을 받게 된다. 또한 목의 근육도 긴장될 수 있다. 흔히 스트레스를 받을 때 목 주위의 근육들은 주변의 신경을 압박할 수 있고, 근육에 전기적 신호를 전달하는 신경의 기능을 방해할 수도 있다. 어떤 것이 원인이 되든지 결과적으로 이는 통증을 유발한다.

나는 물리치료사로서 환자가 목에 통증을 느끼는 원인을 파악하고, 그 정도를 평가한다. 평가 시점의 증상이 다음의 세 가지 통증증후군 중 어디에 속하며 치료하지 않을 경우에 그것이 어떻게 진행될지를 파악하는 것이다. 그 원인과 진행방향을 파악함으로써 증상에 따라 조금씩 다른 치료안을 낼 수 있다. 세 가지 통증증후군을 분류해 보면, 다음과 같다.

---

TIP

목의 통증은 스트레스나 구부정한 자세 때문에 발생하는데, 가벼운 통증이라 해도 운동 등을 통해 치료하지 않으면 '기능장애'나 '변위'로 진행될 수 있기 때문에 각별히 주의해야 한다. 되도록이면 목에 긴장을 풀고 바른 자세를 유지하려고 노력해야 하며 휴식시간을 자주 갖고 스트레칭을 하는 것이 좋다.

---

## 1. 자세가 유발하는 통증

이는 앉아 있거나 서 있거나 혹은 잠을 잘 때 자세가 바르지 못하기 때문에 생기는 통증이다. 만약 고치지 않으면 불량한 자세를 갖게 될 수 있고 다음과 같은 상태를 유발할 수 있다.

## 2. 기능장애

기능장애란 통증과 함께 가동범위가 제한을 받는 상태를 말하며 다음과 같은 증상을 수반한다.

- 관절이 특정한 위치에 고정되어 거기서 벗어나지 못한다.
- 경련, 즉 쥐가 나서 근육통을 유발한다.
- 반흔조직이 신경근 주위에 형성되어 통증을 유발한다(이는 손목터널증후군을 유발하는 경우가 많다).

이러한 기능장애를 치료하지 않으면 다음 단계로 진행될 수 있다.

## 3. 변위

모든 변위는 관절 안쪽이나 관절 주변에서 일어난다. 퇴행성관절염이나 디스크질환이 이에 속한다. 연골·인대나 근육의 열상, 혹은 추간판 헤르니아(돌출이나 탈출)가 발생할 수 있으며 더 나쁜 경우에는 파열될 수도 있다.

이제 불필요한 고통을 막고 목의 통증을 줄이기 위해 브릴운동을 시작하자. 이 부분에는 2가지 브릴 치킨(1번과 2번 운동. 26쪽, 30쪽 참고) 동작의 변형들이 많이 실려 있다. 목을 뒤로 밀어내는 동작은 목 주위 근육의 균형을 회복시켜 추간판들을 바르게 정렬시키고 심장에서 뇌까지의 혈액순환을 원활하게 해 준다. 또한 전기적인 신호가 신경을 통해 최적의 상태로 여러 기관과 말단부위로 전달되도록 돕는다. 목을 뒤로 밀어냈을 때 즉각적으로 팔의 힘이 회복되는 것을 느낄 수 있는데,

이로써 이러한 효과는 확실히 증명된다.

13번부터 17번 운동은 모두 브릴 치킨의 변형동작이다. 처음 나오는 13번 운동은 가장 쉽고 전형적인 동작이다. 이 동작을 먼저 시행하는 이유는 목이 갑자기 아파오는 증상에 이것이 가장 효과적이기 때문이다. 그 이후의 운동은 뒤로 갈수록 강도가 세다. 목의 경직 증상이나 3개월 이상 된 만성통증에 효과적이다.

앞에서도 얘기한 것처럼 통증이 생기기를 기다렸다가 이 운동을 실시할 필요는 없다. 아프지 않더라도 매일 이러한 운동을 하면 일상생활에서 스트레스 때문에 생기는 목의 긴장을 예방할 수 있다. 즉 브릴운동은 예방효과도 탁월한 것이다. 이제 목의 통증을 해소하기 위해, 혹은 더 현명한 행동인 예방을 위해 운동을 시작해 보자.

# 목 뒤로 밀어내기 neck retraction

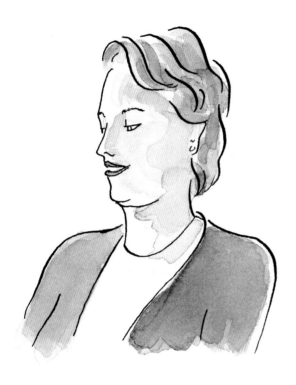

1. 똑바로 앉거나 서서 머리가 정면을 향하도 록 한다.

2. 턱을 당기고 뒷목을 늘이면서 머리를 뒤로 이동시킨다. 귀가 어깨선보다 뒤로 갈 때까 지 머리를 밀어낸다(그 결과 일시적으로 이중 턱이 된다).

3. 이 자세를 하고 10까지 센다.

## Focus

이 동작 및 변형동작들을 실시하면 두개 골과 연결된 신경들에 가해지는 압박을 덜 수 있으며 그 신경들의 전기적 자극이 목근

육에 제대로 전달된다. 이 동작은 흔히 올바르지 못한 자세로 인해 짧아지고 당겨진 목근육의 길 이를 정상적으로 회복시켜 준다.

## Check

스트레스를 받으면 머리가 지끈거리는 것뿐만 아니라 뒷목이 당기는 것을 느낄 수 있다. 바르지 못한 자세 또한 목에 무리를 주고 통증을 유발한다. 이 운동은 목의 통증을 줄일 수 있는 가장 기본적인 동작이다.

# **14** 뻣뻣한 목을 부드럽게 펴 주기

# 타월 스트레치 towel stretch

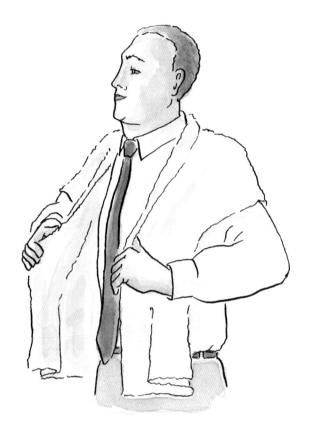

1. 똑바로 앉거나 서서 머리가 정면을 향하도록 한다.

2. 목욕 타월의 긴 쪽을 1.5cm 정도 접는다.

3. 타월의 양끝을 잡고 목 뒷부분, 즉 목이 시작되는 부분에 타월의 접힌 부분을 걸친다.

4. 목을 뒤로 빼고 턱을 집어넣어 목 뒤를 늘여준다. 귀가 어깨선보다 뒤로 갈 때까지 목을 밀어낸다. 타월을 앞으로 당기면서 당겨지는 타월의 힘에 저항하여 목을 뒤쪽으로 민다.

5. 이 자세에서 10까지 센다.

## **Focus**

목이 뻣뻣하다 싶을 때 이 운동을 하면 어깨 윗부분과 목 아랫부분이 자극을 받기 때문에 추골의 가동성을 신속하게 회복시킬 수 있다. 또한 골다공증을 예방하는 데에도 도움이 되며, 만성적 자세불량이 유발하는 짜증 해소에도 효과가 있다.

이 동작은 특히 샤워를 하고 난 직후에 실시하면 좋다.

## Check

이 동작은 뻣뻣한 목을 푸는 데 탁월한 효과가 있으며, 더불어 기분까지 상쾌해지는 부가적인 효과도 누릴 수 있다.

# 턱 당기며 목 뒤로 밀어내기
neck retraction with chin push

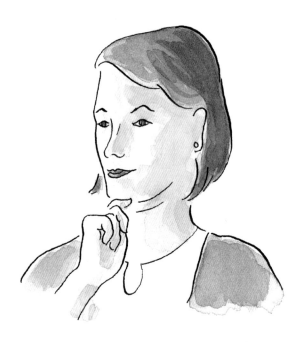

1. 똑바로 앉거나 서서 머리가 정면을 향하도록 한다.

2. 머리를 뒤로 이동시키면서 턱을 집어넣어 목 뒤를 늘여 준다. 귀가 어깨선보다 뒤로 갈 때까지 머리를 밀어낸다.

3. 한 쪽 손의 검지와 중지로 턱을 밀어 준다.

4. 이 자세에서 10까지 센다.

## Focus

이 운동은 손가락을 사용하여 압박을 가하는 동작을 포함하는데 이는 목 위아래 부분 모두의 가동범위를 한층 더 넓히기 위해서다. 이렇게 하면 좀 더 수월하게 경직감을 줄일 수 있다. 목 위쪽을 최대한 굴곡시키면 두통을 감소시킬 수 있으며 목 아래쪽을 더 신전extension시키면 하부경추에 흔히 발생되는 추간판탈출증에 효과가 있을 수 있다.

## Check

이는 목을 최대한 움직일 수 있도록 해 주는 운동이다. 목의 통증을 경감시켜줄 뿐 아니라 두통과 추간판탈출증에도 효과가 있다.

# **16** 목 아랫부분을 강력하게

# 저항을 주며 목 뒤로 밀어내기
neck retraction with retraction

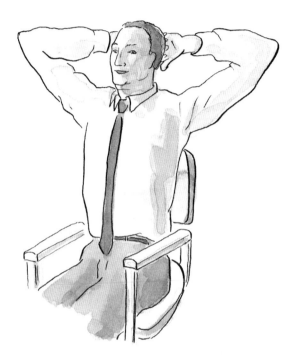

1. 똑바로 앉거나 서서 머리가 정면을 향하도록 한다.

2. 양손을 깍지 껴서 (목이 아니라) 머리 뒤에 댄다.

3. 턱을 집어넣고 양손의 힘에 저항하며 머리를 뒤로 밀어낸다.

## **Focus**

이 동작은 따라 하기 쉬우며, 기능장애가 발생하기 쉬운 목 아랫부분에 집중적인 효과가 있다. 목 아랫부분이 뭉쳐 있어 경직감이 든다거나 통증이 느껴진다면 이 운동을 실시해 보자. 목에 힘이 들어가면서 시원해지는 것을 느낄 수 있다. 목을 강화시켜 주기 때문에 통증 예방 효과도 탁월하다.

## Check
목을 스트레칭해 줄 뿐 아니라 목을 강화시킴으로써 통증을 경감시키고 자세교정도 함께 해 준다.

# 뒤로 젖히며 목 뒤로 밀어내기
## neck retraction with extension

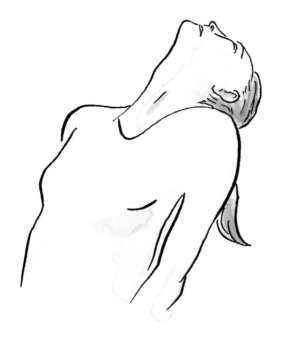

1. 똑바로 앉거나 서서 머리가 정면을 향하도록 한다.

2. 머리를 뒤로 이동시키고 턱을 집어넣어 목 뒤를 늘여 준다.

3. 가슴을 들어올리는 동시에 머리를 뒤로 젖힌다(심장이 천장까지 올라간다고 상상한다).

4. 머리를 들어 천장을 쳐다본다. 이 자세에서 10까지 센다.

## Focus

머리를 뒤로 젖히면 어지럼증이 나타날 수도 있는데, 가슴을 들어올리면서 행하면 머리를 뒤로 젖힌다고 해도 현기증이 일어나지 않는다. 그렇게 하면 추골동맥이 목 양옆의 윗부분과 90°각도를 이루기 때문에 압박받지 않을 수 있다.

만일 조금이라도 어지럽다면 이 운동을 즉시 중단하도록 한다. 현기증은 의사와 상담해야 한다는 일종의 경고로 볼 수 있기 때문이다.

## Check

이 운동은 하루 종일 숙이고 있던 머리와 상체를 뒤로 젖혀 줌으로써 목뿐만 아니라 상체 전체에 활력을 준다.

### 운동 효과를 입증하는 근력 테스트

'목 뒤로 밀어내기'가 어느 정도나 근력을 강화시키는지 몸소 느껴 보고 싶다면 이 테스트를 친구와 함께 해 본다. 일단 오른팔을 앞을 향해 어깨 높이로 뻗는다. 친구에게 팔을 부드럽게 누르라고 한다. 팔이 힘을 견디지 못해 아래로 내려오게 될 때까지 점점 더 세게 누른다. 왼쪽 팔에도 똑같이 되풀이한다. 어떤 팔의 근력이 더 강한지 알아본다. 그런 뒤 '목 뒤로 밀어내기' 중 한 가지를 실시한다. 그러고 나서 약한 팔에 근력 테스트를 다시 실시한다. 얼마나 힘이 강해졌는가? '목 뒤로 밀어내기'를 시행하기 전과 전혀 달라져 있는 상체 근력을 확인할 수 있을 것이다.

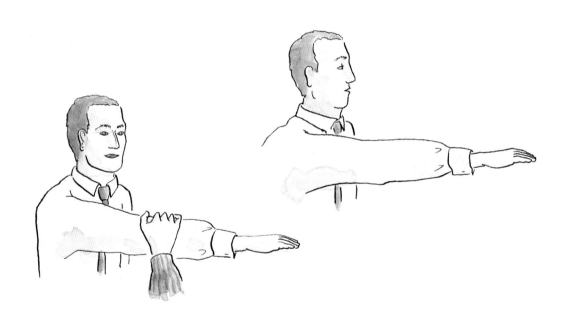

# **18** 목의 곡선을 아름답게

# **목 구부리기** neck flexion

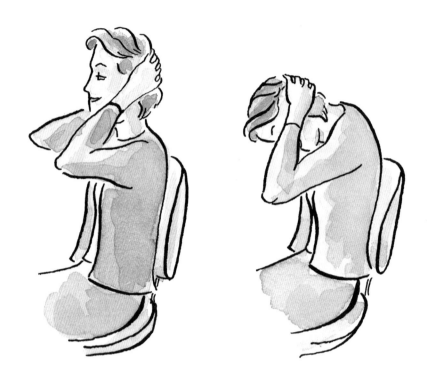

1. 똑바로 앉거나 서서 머리가 정면을 향하도록 한다.

2. 고개를 앞으로 숙인다.

3. 양손을 머리(목이 아니다!) 뒤에서 깍지 낀다. 팔꿈치는 정면을 향하도록 한다.

4. 부드럽게 그러나 확실하게 머리를 가슴 쪽으로 끌어당긴다.

5. 이 자세로 10까지 센다.

# Focus

이 동작은 경직을 풀어줌으로써 목의 굴곡을 더 용이하게 한다. 목의 경직이 풀리면 목을 자연스럽게 움직일 수 있기 때문에 목의 곡선 또한 아름다워진다.

## Check

목 뒷부분을 스트레칭함으로써 목의 가동범위를 원상태로 회복시키는 이 운동은 목 뒷부분을 시원하게 해 주는 동시에 목의 곡선을 아름답게 해 준다.

---

### 목 구부리기와 균형 잡기

목을 옆으로 기울이는 것과 좌우로 돌리는 것은 목의 중요한 기능이다. 목을 회전하지 않고 자동차를 후진시킨다거나 주차시킨다고 한번 생각해 보라. 그 얼마나 어렵고도 위험한 일이겠는가. 통증으로 인해 고개를 꿈쩍할 수 없는 순간이 어느 날 갑자기 찾아오기 전까지 우리는 하루에도 몇 백 번씩 무의식중에 목을 돌리곤 한다.

19번과 20번 운동은 목의 가동범위를 넓히고 통증 없이 목을 움직일 수 있도록 돕는다. 19번과 20번 운동에는 '왼쪽에도 시행하라'와 같은 지시사항이 들어 있는데, 반드시 이 지시사항을 따르도록 한다. 이 운동을 하면 목을 돌리거나 머리를 어깨 쪽으로 구부릴 때 사용되는 목의 근육들이 모두 고른 균형을 이루게 될 것이다. 또한 책상에 모니터가 비스듬히 위치하고 있어서 목을 제한된 범위에서만 회전해야 할 때 발생할 수 있는 손상을 예방할 수 있다. 제한된 범위 안에서만 목을 회전하면, 목의 불균형이 초래되고 퇴행성변화가 조기에 찾아올 수 있다. 또한 측만증을 유발할 수도 있다.

# **19** 목의 움직임을 자유롭게 1
# 목 옆으로 기울이기 side neck bends

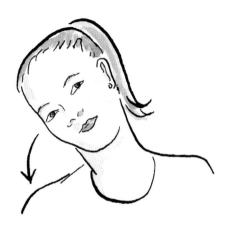

1. 똑바로 앉거나 서서 머리가 정면을 향하게 한다.

2. 머리를 오른쪽으로 기울여 귀가 어깨 쪽으로 향하게 한다. 가능한 한 최대한 많이 구부린다. 이때 머리를 잡아당기지는 말아야 한다.

3. 이 자세로 5까지 센다.

4. 왼쪽에도 똑같이 되풀이하며 5초 동안 자세를 유지한다.

## **Focus**

목은 대부분 하루 종일 일정범위 안에서만 움직인다. 대부분의 시간 동안 고개를 숙이고 있거나, 가끔씩 좌우로 고개를 돌리는 것을 제외하면 고개를 옆으로 기울인다거나 하는 동작은 보통 거의 하지 않는다. 목은 가동성이 높은 부위인데, 이렇게 한정된 동작만 하다 보면 가동범위가 줄어들고 경직감이 생긴다.

이 운동은 목의 가동범위를 회복시켜 주고 굳은 목을 풀어 준다. 이 동작을 실행하면 양쪽 목 옆이 시원해지면서 목을 움직이는 것이 전보다 자연스러워질 것이다.

## **Check**

이 운동은 통증을 해소시킬 뿐 아니라 목의 가동범위를 회복시켜 목의 움직임을 자연스럽게 만든다.

# 압박을 가하며 목 옆으로 기울이기
side neck bends with overpressure

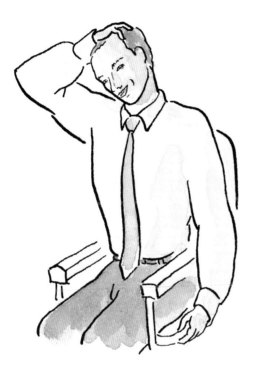

1. 등을 의자에 기대고 똑바로 앉는다.

2. 왼손으로 의자의 왼편을 잡는다.

3. 머리를 오른쪽 어깨 쪽으로 기울인다.

4. 오른팔을 들어 손을 머리 왼쪽에 갖다댄다.

5. 오른손을 이용하여 머리를 부드럽게 눌러 목을 스트레칭한다.

6. 무리가 가지 않는 범위 내에서 최대한 오른쪽으로 스트레칭한다. 그 상태에서 5까지 센다.

7. 왼쪽에도 똑같이 되풀이한다.

## Focus

이 운동은 19번 운동을 한 단계 강화시킨 것이라 할 수 있다. 이 운동은 손을 사용하기 때문에 앞의 운동보다 좀 더 쉽게 목근육을 스트레칭할 수 있고 목의 가동범위를 좀 더 확장시킬 수 있다.

## Check

이 운동은 19번 운동과 마찬가지로 목의 통증을 경감시키고 목의 움직임을 원활하게 만든다.

# 베개 베고 목 뒤로 밀어내기 neck retracion on pillow

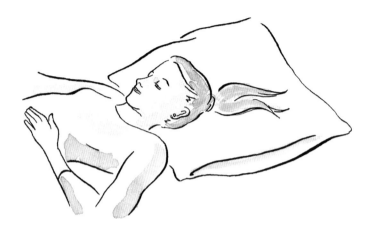

1. 등을 바닥에 대고 누워서 머리 윗부분에 베개를 벤다.

2. 머리를 똑바로 하고 얼굴이 천장 쪽을 향하도록 한다.

3. 머리로 베개를 누르면서 머리를 뒤로 밀고 턱을 당겨 목 뒷부분이 늘어나게 한다. 귀는 어깨선보다 뒤로 가게 한다.

4. 이 자세로 10까지 센다.

## Focus

잠자리에서 일어났는데 목이 뻣뻣하다면 이 불편함을 빨리 해소하는 방법이 여기 있다. 그림과 같이 베개를 이용하면 머리가 기울어지기 때문에 목 운동을 더 수월하게 할 수 있다.

시원한 목으로 상쾌한 하루를 시작하고 싶다면 아침에 잠자리에서 일어나기 전 이 운동을 시행해 보도록 하라.

## Check

잠을 자고 깼는데도 목이 찌뿌드드하다면 이 운동으로 효과를 볼 수 있다. 이 운동은 하루를 활기차게 열 수 있도록 도움을 줄 것이다.

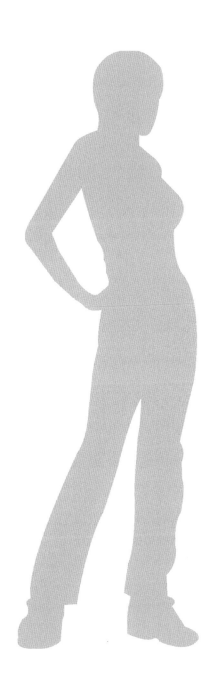

근육의 '방어작용'은 어깨를 귀 쪽으로 움츠리게 만드는 경우가 많다. 방어작용이란, 근육이 스트레스를 받을 때 일어나는데 이는 아주 흔한 생리적 반응이다. 이 반사적인 동작은 위험으로부터 자신을 보호하기 위한 것이지만 신경학적·정형의학적 체계는 연쇄적으로 반응하기 때문에 자주 어깨에 통증을 유발하기도 한다.

어깨에 나타나는 통증을 이해하기 위해서는 약간의 신경의학적인 지식이 필요하다. 어깨를 지지하고 있는 근육에 공급되는 신경은 하부경추에서 빠져나오는 신경과 11번째 뇌신경이 전부다. 근육의 방어작용 때문에 목의 신경이 추골들 사이에서 압박을 받으면 어깨로 주행하는 신경은 전기적 신호를 효과적으로 전달하지 못하게 된다. 그렇게 되면 어깨 관절을 지지하는 어깨 주위의 근육이 제 기능을 다하지 못할 수 있다. 그리고 정형학적 차원에서 알아야 할 것은 어깨관절은 가동범위가 매우 크기 때문에(어깨관절은 신체에서 가장 가동범위가 큰 관절) 그만큼 안정성이 쉽게 위협을 받는다는 점이다. 그러므로 어깨를 지지해 주는 근육들이 제 기능을 하지 못하면 어깨가 쉽게 손상된다.


그러나 근육의 방어작용은 어깨관절을 지지하고 있는 근육과 어깨관절 자체를 손상시킬 수 있는 수많은 요인 중 하나일 뿐이다. 예를 들어 아이를 들어올리는 동작이나 천장에 페인트칠을 하는 것·라켓볼을 치는 것·무거운 것을 들어올리는 것과 같은 반복되는 동작에는 어깨 앞쪽의 근육, 특히 삼각근의 전부섬유와 이두근·대흉근·소흉근이 주로 사용된다. 그러는 사이에 승모근과 광배근을 포함한 어깨 뒤쪽의 근육은 손상될 수 있다. 위의 예보다 덜 활동적인 일이라 해도 여러 시간 컴퓨터 앞에서 팔을 너무 길게 뻗어 마우스를 움직인다든지, 어깨와 귀 사이에 전화기를 끼고 통화를 오래 하는 것 등은 어깨 앞쪽 근육과 뒤쪽 근육 사이에 불균형을 초래한다. 이 불균형은 관절이 제대로 움직이는 데 꼭 필요한 근육들의 길이와 힘의 비율을 변화시킬 수 있다.


근육이 균형상태를 벗어나면 어깨관절은 앞으로 이동하고 회전축에서 벗어나게 된다. 이 상태에서는 어깨를 정상적으로 부드럽게 상하좌우로 움직이거나 회전시킬 수 없다. 근육의 불균형상태는

'자유도 3도'의 동작을 통증 없이 수행하는 능력에 영향을 끼칠 수 있다. 자유도 3도의 동작이란, 세 축을 기준으로 하는데 신전과 굴곡·외전과 내전·외회전과 내회전을 말한다.

어깨를 지지하고 있는 근육이 제 할 일을 못하여 관절의 뼈를 부드럽게 조절할 수 없으면 뼈가 어긋나서 관절의 일부인 다른 구조들, 즉 힘줄이나 혈액낭 또는 관절낭과 마찰을 일으키게 된다. 이러한 소위 '충돌'은 건염, 점액낭염, 피막염 등의 염증을 유발한다.

신체의 모든 관절에서처럼 어깨에서도, 근육은 힘줄로 연결되어 뼈에 부착된다. 뼈와 뼈를 연결하고 움직임을 조절하는 힘줄은 인대의 결합조직과 비슷하지만 인대보다 유연하고 부드럽다. 염증에 강한 인대와는 달리 힘줄은 뼈와 마찰하면 염증이 생길 수 있다. 그 결과 건염이 발생할 수 있고 그것이 오래되면 골극이 형성될 수도 있다. 골극이란 엑스레이로 어깨를 촬영했을 때 가시가 자라나 있는 것처럼 보이는 것을 말한다.

점액낭은 액체가 가득 찬 주머니인데, 관절 주위에서 발견할 수 있다. 이것은 다른 관절들에서와 마찬가지로 어깨에서도 뼈와 섬유조직 사이에서 쿠션 역할을 한다. 근육과 힘줄이 관절을 움직이는 작용을 할 때 마찰 없이 자유로운 운동을 할 수 있게 만드는 것이다. 점액낭에 염증이 생기면 점액낭염이 된다.

그리고 어깨의 피막은 섬유연골로 되어 있는데, 관절을 보호하는 역할을 한다. 이 연골에 염증이 생기면 유착성 관절낭염(흔히 '오십견'이라고 함)이 될 수 있고 어깨의 움직임이 심하게 제한된다. 이 통증은 치료하지 않으면 시간이 지날수록 점점 더 심해질 수 있다. 이 증상은 남자보다 여자에게 흔한데 그 뚜렷한 원인은 밝혀지지 않았다. 나는 유착성 관절낭염 환자들은 근육을 불균형하게 움직이는 일정한 패턴을 갖고 있다는 사실을 발견했다. 즉 이 환자들의 어깨를 보면, 앞쪽 근육군은 짧고 단단해져 있으며 뒤쪽의 근육군은 약화되어 있는 경향이 있다.

근육의 불균형이 어깨관절에 초래하는 결과는 다른 관절의 경우와 마찬가지다. 즉 어떤 관절에 연결되어 있는 근육들이 그 관절을 비대칭적으로 잡아당길 때 관절은 손상된다. 브릴운동의 목적은, 목에서 어깨로 주행하는 신경에 적절한 전기적 신호를 보내고 근육에 균형을 되찾아 주어 관절이 정상적인 회전축에서 움직일 수 있도록 하는 것이다. 그렇게 되면 어깨를 통증 없이 자유자재로 마음껏 움직일 수 있다.

브릴운동을 하면 할수록 통증은 줄어든다. 그리고 이 운동은 어깨관절을 보호하는 효과도 있다. 오랫동안 계속하면 관절염이나 골극형성과 같은 퇴행성 관절질환의 발생을 줄일 수 있다.

스트레스나 근심이나 공포 때문에 근육이 방어상태가 되었거나, 같은 동작을 계속 반복하거나 어깨 정렬이 어긋난 상태를 오래 지속시킴으로써 겪었던 지긋지긋한 통증에서 어떻게 하면 벗어날 수 있는지 이번 운동을 보면 알게 될 것이다. 이제 당장 브릴운동을 시작하자.

## 가장 중요한 것은 '균형'!

어깨의 통증이나 긴장을 해소하는 운동을 본격적으로 시작하기 전에 여기 소개된 말에 따라 행동하면 굳이 운동을 하지 않아도 될지 모른다.

모든 것은 고르게 균형이 잡혀야 한다. 만약 큰 손가방이나 노트북 컴퓨터·서류가방·핸드백·여행가방 등 한꺼번에 여러 개의 짐을 들어야 하는 경우라면, 그 짐을 양손에 나누어 들거나 양어깨에 짊어지는 것이 좋다. 즉 가방 하나는 오른손에 '들고' 다른 것은 왼쪽 어깨에 '메는' 식으로 하지 말라는 말이다. 한 쪽 발로만 지면을 딛고 '피사의 사탑'처럼 걷고 있는 사람을 생각해 보자. 당연히 한 쪽 어깨에 통증이 찾아올 것이다. 그러기 전에 양쪽 짐의 무게를 균등하게 하고 균형을 잡도록 하자. 그렇게 하면 당신의 어깨가 당신에게 고맙다고 인사할 것이다.

만약 짐이 하나밖에 없다면 짐을 드는 손을 계속 바꿔 한 쪽만 과도하게 사용하지 않도록 한다. 예를 들어 핸드백을 항상 오른쪽 어깨에 메는 습관이 있다면 이제 왼쪽 어깨도 똑같이 사용하도록 한다.

어깨 통증을 최소화하는 또 다른 방법은 옆으로 잘 때 왼쪽·오른쪽 교대로 누워 자는 것이다. 엎드려 자는 것이나 팔을 머리에 얹고 자는 것은 피하도록 한다. 마지막으로 무거운 것을 들 때는 《코어 프로그램》에 나오는 상체 부상 예방운동을 충분히 시행하도록 한다. 그 방법들은 좋은 자세를 유지하는 데 필요한 근육들이 소홀히 다루어지는 것이나 이미 강해진 근육만 계속 발달시키는 것을 막을 수 있게 도와줄 것이다.

## **22** 움츠러든 어깨 쫙 펴 주기

# 어깨 뒤로 돌리기 backward shoulder circles

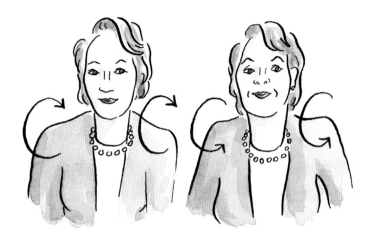

1. 양어깨를 위로 들어올린다.

2. 뒤쪽으로 원을 그리며 돌린다.

3. 어깨를 아래로 떨어뜨리고 양어깨의 견갑골을 모아 쫙 조인다.

4. 이번에는 앞쪽으로 원을 그리며 돌린다.

5. 연속동작으로 10회 반복한다.

## **Focus**

어깨 뒤로 돌리기는 어깨를 앞쪽으로 움직일 때 주된 역할을 하는 흉근과 이두근, 전부 삼각근을 반대방향으로 움직이게 하는 운동이다. 이 운동은 구부정한 자세 때문에 하루 종일 앞으로 향하고 있던 어깨근육을 풀어 준다.

## **Check**

이 운동은 어깨를 앞뒤로 돌려 긴장된 어깨를 시원하게 풀어주고 어깨가 굳은 상태로 고착되는 것을 방지해 준다.

# 23 뻐근한 어깨를 시원하게

## 크로스 체스트 cross chest

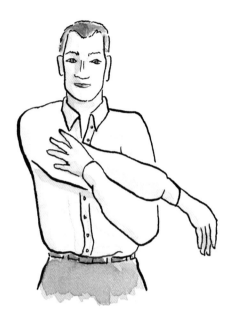

1. 오른팔을 앞을 향하여 어깨높이로 올린다.

2. 오른팔을 왼쪽으로 이동하여 팔이 될 수 있는 한 가슴을 많이 가로지르게 한다.

3. 왼팔을 오른팔 밑으로 가져간 후 왼손을 오른팔 팔꿈치 부분에 놓는다.

4. 오른팔을 왼쪽으로 당기고 10까지 센다.

5. 왼팔에도 똑같이 되풀이한다

## Focus

어깨가 결리거나 뻐근하고 무지근하다는 느낌이 들 때 이 운동은 아주 효과적이다. 장시간 책상에 앉아 업무를 본 후라든가, 과도한 스트레스에 시달리고 난 다음에는 무언가가 어깨를 짓누르고 있다는 느낌이 들 것이다. 이 운동으로 어깨 위에 앉아 있는 모든 통증을 시원하게 날려버릴 수 있다.

## Check

이 운동은 당기고 결리고 쑤시는 어깨 통증에 탁월한 효과를 발휘한다. 또한 어깨에서 팔로 연결되는 부위를 스트레칭해 주기 때문에 팔의 통증 해소에도 효과가 있다.

# 몸을 이용하여 90°각도로 흉근 스트레칭하기
doorway pectoral stretch at 90 degrees

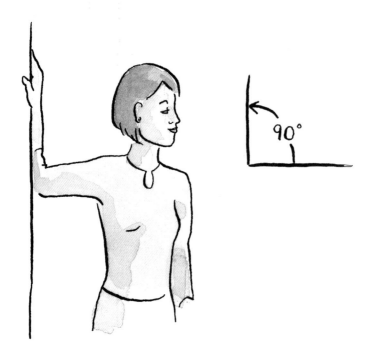

1. 문간에 서서 양 발을 어깨넓이로 벌린다. 오른발을 문 앞으로 약 15cm 뻗는다.

2. 오른팔을 몸통과 90°가 되도록 옆으로 올리고 팔꿈치를 굽힌다. 팔꿈치에서 손바닥까지 팔의 전완부를 문틀에 붙인다.

3. 팔을 붙인 상태에서 흉근이 스트레칭된다고 느껴질 때까지 몸을 뒤쪽으로 조금씩 돌린다. 이 자세로 10까지 센다.

4. 왼팔도 똑같이 되풀이한다.

## Focus

이 운동을 하면 흉근이 긴장돼서 생기는 어깨의 통증을 즉각 제거할 수 있다. 또한 어깨가 쫙 펴지도록 시원하게 스트레칭해 주기 때문에 좋은 자세를 만들 수 있다.

### Check

가슴을 활짝 열어 흉근을 스트레칭해 주면 어깨까지 같이 스트레칭이 된다. 이 동작은 가슴과 어깨를 동시에 시원하게 해 주고 바른 자세를 갖게 해 준다.

## 어깨를 쫙 펴라

책상이나 난방기구에 장시간 몸을 기울이고 있거나, 집수리를 하면서 작업대에 반복하여 몸을 구부리면 흉근이 단축되거나 긴장될 수 있다. 이는 어깨관절을 잡아당겨 어긋나게 한다. 24번에서 27번 운동은 흉근을 정상 길이까지 늘여 주어 단기적으로는 통증을 완화시키고 장기적으로는 어긋난 어깨 관절이 초래하는 문제들을 예방한다.

흉근을 늘여 주면 어깨 뒷부분이 펴지기 때문에 좋은 자세를 취할 수 있다. 좋은 자세는 뼈의 형성에 아주 중요한 역할을 하며 골다공증을 예방할 수도 있다. 또한 관절의 정렬을 올바르게 하기 때문에 골관절염도 예방할 수 있다. 그리고 최적량의 산소를 흡수할 수 있도록 횡격막 호흡을 장려하며 소화기관의 연동작용까지 돕는다. 연동작용은 위장계가 파도의 움직임과 같은 부드러운 근육수축을 하는 것을 말하는데 적절한 소화와 배설작용을 돕는다. 그러므로 서 있거나 앉아 있거나 어깨를 쭉 펴는 것을 잊지 말도록 하자.

# 문을 이용하여 120°각도로 흉근 스트레칭하기
doorway pectoral stretch at 120 degrees

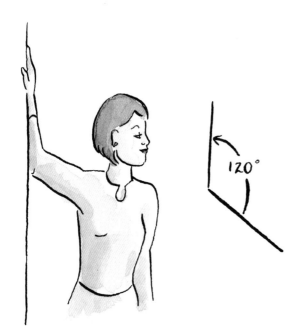

1. 문간에 서서 양 발을 어깨넓이로 벌린다. 오른발을 문 앞으로 약 15cm 뻗는다.

2. 오른팔을 몸통과 120°가 되도록 옆으로 올리고 팔꿈치를 굽힌다. 팔꿈치에서 손바닥까지 팔의 전완부를 문틀에 붙인다.

3. 팔을 붙인 상태에서 흉근 아랫부분이 스트레칭된다고 느껴질 때까지 몸을 뒤쪽으로 조금씩 돌린다. 이 자세로 10까지 센다.

4. 왼팔도 똑같이 되풀이한다.

## Focus

이 운동은 24번 운동을 보다 강화시킨 것이다. 우선 90° 스트레칭을 한 다음에 이 운동을 하면 훨씬 수월하게 스트레칭할 수 있다. 120° 스트레칭을 한 후에는 어깨가 처음보다 훨씬 가뿐해지는 것을 느낄 수 있을 것이다.

### Check

이 동작을 처음부터 실시하면 어깨에 다소 무리가 갈 수 있기 때문에 우선은 90° 스트레칭을 먼저 시행한 다음에 이 운동을 하는 것이 좋다. 자세교정, 어깨 통증해소에 탁월한 효과가 있다.

# **26** 어깨에 개운한 활력을

# 양손을 등 뒤로 하고 흉근 스트레칭하기-앉은 자세
hands behind back pectoral stretch–seated

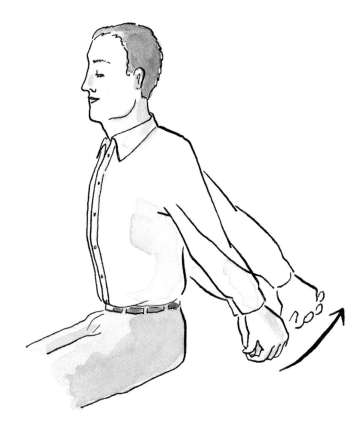

1. 등 뒤에서 양손을 깍지 낀다.

2. 가슴을 위로 들어올린다.

3. 깍지 낀 채로 양팔을 가능한 한 많이 올린다. 이때 자세를 똑바로 유지하고 10까지 센다.

## Focus

이 운동은 굽은 어깨를 활짝 펴 줌으로써 몸과 마음에 활력을 선사한다. 스트레스를 많이 받거나 구부정한 자세를 오래 하고 있으면 어깨에 묵직한 통증을 느낄 것이다. 스트레스 때문에 어깨도 마음도 늘 구름이 낀 것 같았다면 이 운동을 해 보자. 이 운동은 당신의 몸과 마음을 개운하게 해 줄 것이다.

## Check

이 동작은 아주 단순하지만 효과는 매우 탁월하다. 어깨 통증을 해소하는 동시에 가벼운 기분전환 효과도 얻을 수 있다.

## **27** 어깨와 등을 시원하게

# 등 뒤에서 팔 당기기 arm pull behind back

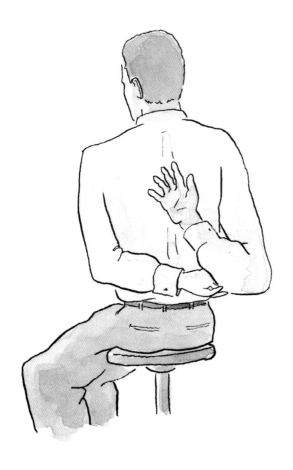

1. 오른팔을 등 뒤에 두고 팔꿈치를 구부린다. 이때 손바닥은 바깥쪽을 향하도록 한다.

2. 오른쪽 팔의 전완부를 왼손으로 잡고 왼쪽으로 당긴다.

3. 이 자세로 10까지 센다.

4. 왼팔도 똑같이 되풀이한다.

## Focus

이 동작은 어깨는 물론이고 어깨와 등의 연결부위에서 느껴지는 통증까지 해소해 준다. 일상적인 활동을 하는 동안 대부분은 팔을 몸 앞에 두고 상체를 구부리는 경우가 많다. 문서업무를 보거나 컴퓨터로 작업을 할 때, 또 요리를 할 때도 이런 자세를 취하게 된다.

이 운동은 이러한 자세의 불균형에서 비롯된 통증을 치료해 준다.

## Check

어깨와 등이 찌뿌드드해서 견딜 수 없을 때 이 운동을 하면 효과를 볼 수 있다. 어깨와 등의 근육을 동시에 치료하는 일석이조의 효과를 볼 수 있다.

# **28** 어깨와 팔을 자유자재로

# **진자 운동** pendulums

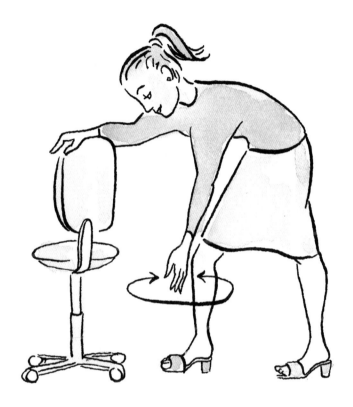

1. 선 자세에서 아프지 않은 쪽 팔을 책상이나 의자의 등받이에 올려놓는다.

2. 다른 쪽 팔을 밑으로 늘어뜨린다. 이때 엄지손가락은 몸 바깥쪽을 보게 한다.

3. 늘어뜨린 팔을 시계 방향으로 작은 원을 그리며 5회 돌리고 시계 반대 방향으로도 5회 돌린다.

## Focus

이 역시 어깨의 통증을 줄이는 데 효과적인 운동이다. 이는 팔의 무게를 이용하는 동작인데 어깨 관절을 '분산'시킨다. 즉 관절 안에 공간을 만들어 주는 것이다. 그 결과 뼈의 무게에서 비롯되는 압력 때문에 생기는 연골의 충돌을 피할 수 있다. 보통 어깨 수술을 받은 환자에게 처방되는 운동인데, 부상당한 어깨의 가동성을 회복시켜 주는 부담 없는 운동법이다.

## Check ─────────────────────

어깨와 팔을 꿈쩍도 할 수 없을 만큼 아프다면 이 운동으로 치료와 예방효과를 동시에 누릴 수 있다.

## **29** 어깨 아래쪽을 개운하게

# **엎드린 브릴 치킨** brill prone chicken

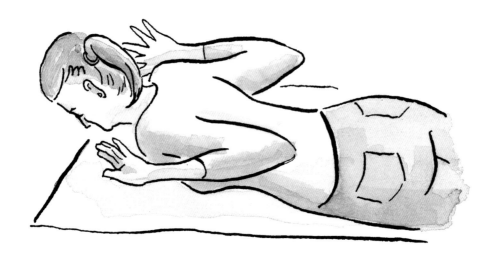

1. 배를 바닥에 깔고 엎드린다.

2. 턱을 집어넣고 머리를 뒤로 밀어내서 목 뒤를 길게 늘여 준다.

3. 가슴을 내밀고 양어깨의 견갑골은 모아 꽉 조여 준다.

4. 양팔을 구부리고 팔꿈치를 몸통에 바짝 붙인다. 손목을 돌려 손바닥이 몸 바깥쪽을 향하도록 한다.

5. 머리와 가슴과 양팔이 바닥에 닿지 않도록 한 자세에서 10까지 센 후 부드럽게 자세를 푼다.

# Focus

브릴 치킨은 긴장된 흉근을 늘여 주고, 견갑대의 움직임과 관계되는 등 위쪽의 근육을 강화하며 목의 근육들을 스트레칭하여 목 아랫부분에 가해지는 압력을 줄인다. 브릴운동은 어떤 자세에서든 훌륭한 스트레칭 효과를 볼 수 있는데 여기 소개된 변형동작은 누워서 하는 운동으로 중력에 대항해서 등 위쪽 근육을 강화시킨다. 그러는 동안 흉근이 자연스럽게 스트레칭되는 것이다. 그 결과 등 근육은 강화되고 똑바로 앉을 때 더 좋은 자세를 가질 수 있다.

## Check

몸이 무겁다고 느껴질 때 시행하면 좋다. 이 운동은 상체 전반을 스트레칭해 줌으로써 어깨 통증을 경감시키고 좋은 자세를 갖게 해 준다.

# 팔 · 팔꿈치 · 손목

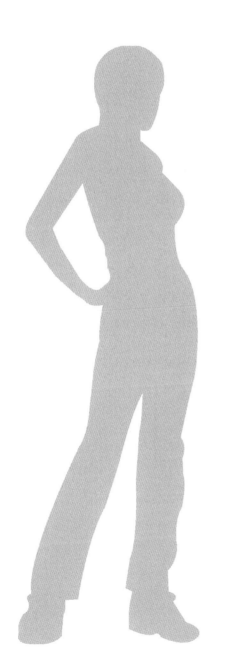

'통증'이라는 말을 들었을 때 팔꿈치를 떠올리는 사람은 많지 않을 수도 있다. 부주의로 팔꿈치를 세게 부딪친 직후가 아닌 한 팔꿈치의 통증은 대수롭지 않은 것이라고 생각하기 쉽다. 그렇지만 이번 기회에 관절들을 다른 시각으로 보기 바란다. 몸에 뚜렷이 나타나는 증상들의 잠재적 원인은 통증 부위가 아니라 다른 부위의 관절들에 있을 수도 있기 때문이다. 악수를 하거나 물체를 잡을 때 갑자기 통증을 느꼈다면 이 통증에는 틀림없이 팔꿈치관절이 관련되어 있다. 그 정도에 따라 통증은 펜을 잡는 것에서부터 테니스 라켓을 드는 것까지, 물체를 잡는 전반적인 능력에 영향을 미칠 수 있다. 심지어는 이런 동작들을 아예 할 수 없게 되기도 한다.

그 원인은 손까지 분포되는 3가지 신경의 주행경로를 살펴봄으로써 추적할 수 있다. 요골신경, 정중신경, 척골신경이 바로 그것인데 이들은 상지(어깨·팔·손)에 신경을 공급하는 상완신경총의 마지막 분지다. 이 신경들은 팔꿈치를 따라 흐르면서, 통각·촉각·온각·냉각 등의 감각을 전완부와 손에서 느낄 수 있게 하고 이 부위의 동작을 제어하는 근육들에 전기적 신호를 전달한다. 피부 표면 가까이 위치한 이 신경들은 지방조직의 충분한 보호를 받지 못한다. 따라서 일상적인 동작으로도 쉽게 압박을 받을 수 있다. 예를 들면 척골신경은 탁자나 책상의 각 진 모서리에 전완부를 장기간 기댄 채 하는 일들, 즉 타이핑·글쓰기·바느질 등으로도 쉽게 압박을 받을 수 있다. 이 신경들이 압박을 받는다는 것은 곧 손에 문제가 생기리라는 것을 의미한다.


요골신경은 엄지손가락 쪽의 전완부를 따라 주행하며, 팔꿈치와 손목·엄지손가락을 신전시키는 근육의 움직임을 담당한다. 이 부분의 근육들에서 통증이나 근력의 약화를 느꼈다면 그건 요골신경과 관련이 있는 것이다. 목에서부터 엄지손가락에 걸쳐 주행하는 신경의 경로 어디에서든지 이러한 문제는 일어날 수 있다.

정중신경은 다섯 손가락뿐 아니라 전완부의 모든 굴근에 자극을 전달한다. 정중신경은 8개의 수근골과 손목관절의 연부조직 사이를 빠져나간다. 손 전체뿐 아니라 검지와 중지, 엄지 안쪽의 근력이 약화되었다면 정중신경에 문제가 생겼다는 뜻이다. 정중신경이 손상되면 일반적으로 무언가 물체를 쥐는 힘이 약해진다.

척골신경은 팔꿈치의 주름부분을 고리모양으로 통과하며 피부표면 가까운 곳에서 손까지 주행하는데 전완을 따라 새끼손가락 쪽으로 분포한다. 새끼손가락이 약해졌다면 신경의 통로 어딘가에서 척골신경이 잘못되었다는 것을 암시한다.

포착성 신경장애나 압박증은 요골·정중·척골신경에서 흔히 나타날 수 있다. 포착성 신경장애란, 신경이 압박을 받아 해당 신경 부위에 저린 통증과 감각이상을 일으키거나 신경이 지배하는 근육의 근력약화를 발생시키는 것을 말한다. 이 증상이 흔한 이유는 교통사고 시 목이 뒤로 젖혀졌다가 앞으로 숙여지면서 발생하는 '채찍손상'은 말할 것도 없고, 귀와 어깨 사이에 전화기를 끼고 통화를 하거나, 장시간 타이핑을 하는 것 등 신경다발막의 손상 및 염증을 유발하는 동작이 일상생활에 너무도 많기 때문이다.

'신경 글라이드nerve glides' 운동을 하면 신경이 더 이상 압박을 받지 않게 된다. 이 운동들은 신경을 둘러싸고 있는 막을 통해 신경이 매끄럽게 흐를 수 있도록 한다. 신경을 끈으로 생각하고, 이것이 어떤 빨대 같은 관을 통과하면서 가장자리를 전혀 건드리지 않는다고 생각하면 된다. 신경 자체는 유연성도 없고 신축성도 없지만 그것을 싸고 있는 막은 탄력섬유와 콜라겐섬유를 함유하고 있기 때문에 유연성이 있다. 글라이드 운동은 그 막을 효과적으로 신장시켜 준다. 31번부터 33번 운동이 이에 해당하는데, 이 운동은 척골·정중·요골신경을 싸고 있는 막을 스트레칭해 줌으로써 그 신경에 도움을 준다. 신경들이 막 속을 매끄럽게 잘 흐르도록 함으로써 손의 근력을 강화시키고 혈액순환을 돕는다. 이 동작들로 팔이 '저리고 따끔거리는 느낌'을 해소할 수 있다.

---

TIP

대부분의 사람들이 팔꿈치의 통증을 대수롭지 않은 것이라 생각하지만 팔꿈치는 어깨와 손목의 중간 지점이기 때문에 팔 전체의 통증과 연관되어 있다. 물건을 들어올리거나, 무언가를 꽉 쥐는 것이 어렵다면 이 운동을 실시한다. 이 부분에 소개된 브릴 운동은 팔꿈치와 손목, 그리고 팔 전체의 통증해소에 도움을 주며, 근력을 강화한다.

글라이드와 스트레칭을 혼합하여 행하면 신경이 손상되어 생기는 반흔조직을 포함하여 신경을 막에 달라붙게 하는 모든 종류의 유착으로부터 신경을 풀 수 있다. 글라이드 운동은 신경을 자유롭게 해 주고 그로써 신경이 전기적 힘을 근육에 완전하게 전달할 수 있게 한다. 그러면 신경을 둘러싸고 있는 근육도 제 기능을 발휘하게 된다. 또한 혈관은 신경에 근접해 있기 때문에 신경 글라이드 운동은 혈액순환도 촉진한다.

신경 글라이드는 손의 통증, 욱신거림, 근력의 약화 등을 해소하는 데 탁월한 효과를 발휘한다. 동시에 팔꿈치관절이 더 자유롭게 움직이도록 도와주어 통증 없이 팔뚝을 뻗고 구부리고 돌릴 수 있게 해 준다. 또한 무리 없이 테니스나 골프를 칠 수 있도록 해 준다. 팔꿈치가 아프다면 이 브릴 운동을 실시해 얼른 치료하도록 하자.

# **30** 저릿저릿한 팔꿈치를 시원하게

## 삼두근 스트레칭 triceps muscle stretch

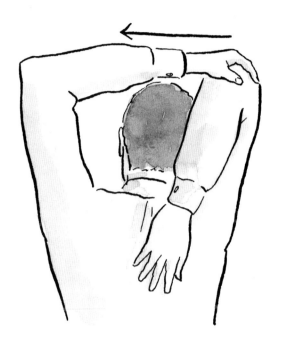

1. 오른팔을 똑바로 들어올려 오른쪽 귀 옆에 갖다 댄다.

2. 오른쪽 팔꿈치를 구부려 오른손바닥이 등에 닿도록 한다.

3. 왼손을 들어 오른쪽 팔꿈치를 부드럽게 감싼다.

4. 오른쪽 팔꿈치를 가능한 한 왼쪽으로 잡아당긴다. 이 자세로 10까지 센다.

5. 왼팔도 똑같이 되풀이한다.

## Focus

삼두근은 어깨와 팔꿈치 사이에 있는 근육인데, 이 근육은 팔꿈치와 어깨를 신전시키는 작용을 한다. 즉, 어깨와 팔꿈치의 움직임에 삼두근이 관여하는 바가 크다는 말이다. 그러므로 삼두근을 스트레칭하는 이 운동을 하면 팔꿈치의 통증을 효과적으로 없앨 수 있다.

옆의 그림처럼 손바닥을 등에 대고 화살표 방향으로 당겨 주는 것이 중요하다. 아래로 내리는 것이 아니라 힘을 옆으로 가하는 것임에 유의하면서 동작을 한다.

## Check

이 운동은 평상시에는 잘 의식하지 못하는 팔꿈치의 통증을 해소하고 일어날 수 있는 통증을 미연에 방지하는 예방 효과를 갖는다.

# 31 뻣뻣한 팔을 부드럽게

# 척골신경 글라이드-배트맨 ulnar nerve glide-batman

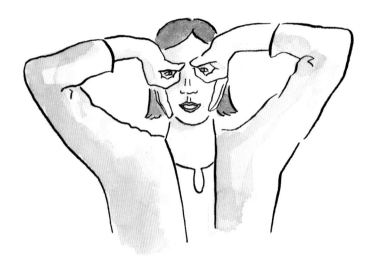

1. 양 손 각각에서 엄지와 집게손
   가락을 알파벳 O자 모양으로
   만든다.

2. 양손을 뒤집어서 O자 모양을
   눈에 갖다 댄다.

3. 나머지 손가락들은 뺨에 댄다.
   이렇게 양손을 얼굴에 댄 상태
   에서 팔꿈치를 있는 힘껏 몸 뒤
   쪽으로 민다. 이 자세로 10까지
   센다.

## Focus

이 동작은 예전에 코미디언이 우스꽝스러운 모습으로 자주 행했던 것인데, 사실 운동효과가 상

당하다. 보기에는 좀 이상할지 모르지만 이 운동은 척골신경에 가해지는 압력을 줄이는 데 크게

기여한다.

손목과 전완부를 효과적으로 스트레칭해 줌으로써 팔을 부드럽게 움직일 수 있게 도와준다.

## Check

이 운동은 팔꿈치뿐 아니라 팔 전체를 시원하게 스트레칭해 주고 뻣뻣하게 굳어 있던 팔에 부드러움을 준다.
특히 손목을 돌리는 동작이 포함되기 때문에 하루 종일 키보드 작업을 하는 사람들에게도 아주 좋다.

## 32 욱신거리는 손목을 부드럽고 개운하게

# 정중신경 글라이드–손목터널 해소
median nerve glide–the carpal tunnel reliever

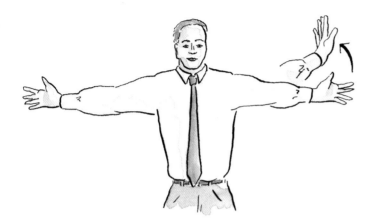

1. 양팔을 몸통 옆으로 어깨 높이까지 올리고 손바닥은 정면을 향하게 한다.

2. 양손을 가능한 한 뒤로 젖혔다 풀기를 빠른 속도로 10회 반복한다.

키보드 작업을 할 때는 이 동작을 2시간에 1번씩 시행하는 것이 좋다.

## Focus

정중신경의 염증 및 반흔조직 때문에 손목에는 수근관증후군(손목터널증후군)이 생길 수 있다. 이는 욱신거림과 근력약화, 통증 등을 유발한다. 이때 이 운동을 실시하면 정중신경이 그 주변의 연부조직을 매끄럽게 통과할 수 있게 된다.

### Check
장시간 컴퓨터 앞에 앉아서 키보드를 두드리거나 하는 사람들은 손목에 무리가 가기 마련이다. 이 운동은 손목의 통증을 해소한다.

## **33** 기운 없는 팔을 강하게
# 요골신경 글라이드 radial nerve glide

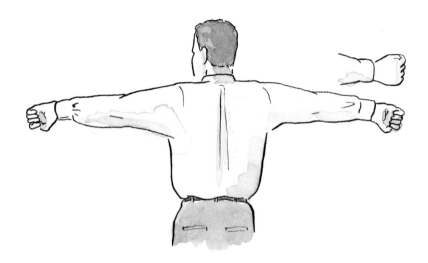

1. 양팔을 몸통 옆으로 어깨높이까지 올리고 손바닥은 몸 뒤쪽을 향하게 한다.

2. 엄지를 다른 손가락 안에 들어가게 하여 주먹을 쥔다.

3. 주먹의 방향이 앞뒤로 변화되도록 손목을 재빨리 10회 비틀었다 편다.


## Focus

　통증뿐 아니라 팔에 무력감이 느껴지거나 기운이 없을 때 이 운동을 하면 통증을 해소할 수 있고 잃어버렸던 활력을 되찾을 수 있다. 이 동작은 통증해소와 더불어 팔에 생동감을 부여한다. 또한 어깨부터 손목까지 팔 전체의 근력을 강화한다.


### Check

이 운동은 손목의 움직임을 강조한 운동이지만, 손목을 기점으로 어깨까지 이어지는 팔 전체의 통증을 시원하게 풀어 준다.
제대로 운동을 하면 어깨부터 팔꿈치까지가 스트레칭되는 것을 느낄 수 있다. 이로써 팔의 근력이 키워지는 것이다.

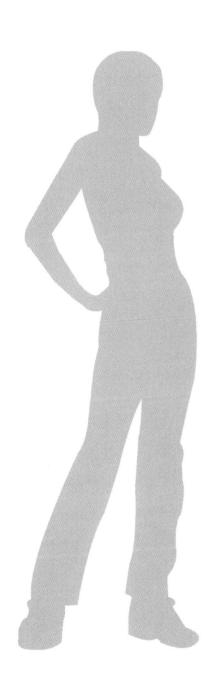

# 손목·손

손은 매일매일 너무나 많은 일을 한다. 더구나 손은 매일 같은 동작을 되풀이할 수밖에 없기 때문에 시간이 갈수록 스트레스를 많이 받게 되고 힘줄은 긴장되기 마련이다. 손의 움직임을 관장하는 신경이나 근육 중 일부(손바닥을 오므렸다 폈다 할 수 있는 근육)는 손 안에 위치하고 있으며 그 밖의 것들은 손이 아닌 팔뚝에 있다. 손가락과 손목의 움직임은 팔뚝에 있는 근육의 움직임에 의해 컨트롤되는 것이다.

손은 섬세한 운동조절능력을 가지고 있기 때문에 세심함을 요하는 모든 종류의 업무는 손이 담당한다. 그러므로 갑자기 손에 통증이 왔다면, 이것은 단지 불편한 차원을 뛰어넘는다. 일상생활을 영위하는 데에 큰 장애가 생길 수 있기 때문이다. 통증이 닥치면 손으로 하는 모든 일을 하기 힘들어진다. 예를 들어 채소를 써는 것부터 아기를 들어올리는 것까지, 컴퓨터로 타이핑을 하는 것부터 악기를 연주하는 것까지, 그리고 자동차 핸들을 꽉 잡는 것부터 단추를 다는 것까지 말이다.


오늘날 널리 보급된 컴퓨터는 손에 통증을 유발하는 주범이다. 타자기는 커서의 위치를 맨 앞으로 옮길 때나 실수를 교정할 때 등 손을 뻗을 기회가 많은 반면, 컴퓨터는 구조상 손에 그런 식의 휴식을 주지 않는다. 뿐만 아니라 타자기의 키에는 스프링이 들어 있어서 타자키를 칠 때 손가락 끝이 탄력을 받지만, 컴퓨터의 키보드는 딱딱해서 키를 두드릴 때 손가락 끝으로 작은 충격이 계속 전달된다.

손가락을 키보드 위에 구부린 채 많은 시간을 보내면, 손을 지지하는 근육이 과로하게 되기 때문에 긴장되고 짧아진다. 반면 손을 펴 주는 근육은 제대로 사용하지 않아서 약해진다. 노트북 같은 경우는 손에 더 나쁜 영향을 끼친다. 손을 오랜 시간 비좁은 자리에 밀어넣기 때문이다.

손도 다른 신체부위와 다르지 않다. 다른 근육들보다 한 근육군에만 집중되는 스트레스는 그 근육들이 부착하는 부위의 관절을 정상위치에서 벗어나 당겨지도록 만들 수 있다. 그러면 통증을 느끼게 되고 가동성이 떨어지며 근력이 약해진다. 결국에는 손가락 관절들이 뒤틀리고 굽어서 노화된 손에서 흔히 볼 수 있는 외양을 띄게 된다. 이는 나이를 먹으면 어쩔 수 없이 그렇게 된다고 여겨져 왔지만 사실은 그렇지 않다. 이는 섬세한 관절구조를 유지하고 있는 근육에 긴장이 반복되어 균형이 상실되었기 때문에 나타나는 결과이다. 치료하지 않고 내버려두면 그 불균형은 관절염으로 발전할 수도 있다. 그러나 그 과정을 늦추거나 멈추기 위해 할 수 있는 일은 많다.

언제나 그렇지만 나는 증상이 아니라 원인을 치료한다. 손에 나타나는 문제들을 예방할 뿐 아니라 치료하기 위해서, 손을 펴는 기능을 수행하는 근육들을 강화하는 운동을 처방한다. 브릴운동은 이 근육들을 강하고 활동적인 상태로 유지시키며 활액으로 관절을 매끄럽게 해 준다. 활액은 관절이 움직일 때 각 관절의 뼈 표면을 덮고 있는 연골조직이 자극을 받을 때 분비된다. 브릴 운동은 활액의 분비를 촉진시켜 손을 유연하게 해 준다.

손이 장기간 유지하고 있는 자세와 반대방향으로 자주 스트레칭해 줘야 한다. 이것은 절대 잊어서는 안 되는 일반적 원칙이다. 이는 근육의 균형을 회복시키고 관절을 정상위치로 돌려놓는 데에 도움을 준다.

또한 몇 가지 아주 간단한 조치로도 손을 보호할 수 있다. 예를 들어 어떤 용구를 살 때는 손잡이가 더 큰 것을 고르도록 한다. 그러면 그것을 잡기 위해 굳이 많은 힘을 들이지 않아도 되고 근육에 가해지는 스트레스도 예방할 수 있다. 연필이나 펜은 고대기 모양의 케이스에 넣고 사용하면 글을 쓸 때 손가락을 보호할 수 있다. 그리고 무거운 것을 들 때는 접촉면을 안정시키기 위해 장갑을 끼도록 한다. 그러면 손에 굳이 힘을 주지 않더라도 그저 들어올리기만 하면 되는 것이다.

---

TIP

손은 사람에게 있어 '최상의 도구'다. 신체 중 섬세하고 세밀한 움직임이 가능한 유일한 부분이기 때문에 가장 많은 '일'을 하는 부분도 바로 이 손이다.

손이 이렇게 중요한 부위인 만큼 제대로 관리해 주는 것이 필요하다. 브릴 운동을 하면 손에서 느껴지는 통증이나 불편함을 즉각적으로 해소할 수 있을 뿐 아니라 건강한 손을 유지할 수 있다.

---

이 브릴운동을 하면 통증이 즉각적으로 가시는 것은 물론 건강한 손을 오래 유지할 수 있다. 그러므로 자신의 손에 좀 더 신경을 쓰도록 하자! 손은 무엇과도 비교할 수 없는 최고의 도구다. 그리고 기억해 둘 것은 오른쪽 운동법을 설명해 놓았거나 '아픈 쪽'에 운동하라고 지시했어도 양쪽에 모두 실시해야만 좋은 결과를 얻을 수 있다는 것이다. 그렇게 하면 당장 통증에서 벗어날 수 있으며 그 뿐 아니라 언제 발생할지 모르는 통증을 예방할 수도 있을 것이다.

# **34** 혹사당한 손을 시원하게

## **손가락 구부리기** finger flexion

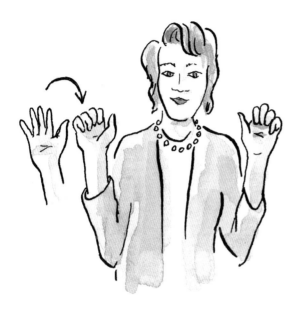

1. 양손을 위로 들어올리고 손바닥은 정면을 향하게 한다.

2. 엄지손가락을 제외한 양손의 손가락을 동시에 구부려서 네 손가락의 끝이 손가락 관절 바로 아랫부분인 융기부에 닿게 한다. 엄지손가락은 힘을 뺀다.

3. 폈다 구부렸다 10회 반복한다.

## **Focus**

손을 무리하게 사용하면 손가락이 붓는 것 같은 느낌이 들기도 하고 손이 묵직해지는 느낌도 든다. 글씨를 쓴다거나 키보드를 사용할 때 등 손을 사용해서 무언가를 할 때는 항상 손가락을 밑으로 향하게 한다. 이 동작은 손가락이 그러한 위치에서 벗어나 반대로 움직이게 함으로써 손가락을 스트레칭해 주고 손가락에 근력을 길러 준다. 이 운동으로 손가락의 통증을 해소하고 전반적인 경직감을 완화시킬 수 있다.

### **Check**

손이 붓거나 굳어 있다고 생각될 때 이 운동은 효과적이다. 손을 시원하고 개운하게 해 줄 것이다. 또한 손가락 마디를 강하게 만들어 주기 때문에 손에 생길 수 있는 문제를 예방해 준다.

# **35** 하루 종일 웅크리고 있던 손 쫙 풀어 주기

# 손가락 펴서 손바닥 스트레칭하기
palm stretch with finger extension

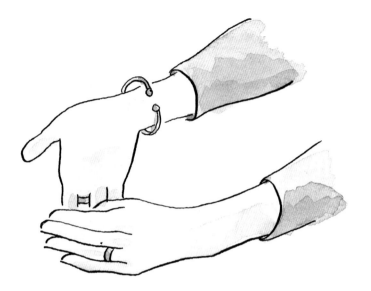

1. 오른팔을 몸통 옆에 붙이고 몸통과 전완부가 $60°\sim90°$를 이루도록 손을 앞으로 내민다. 손바닥은 천장을 향하게 한다.

2. 왼손을 사용하여 오른손 손가락들을 밑으로 당긴다. 그 자세로 10까지 센다.

3. 왼손도 똑같이 되풀이한다.

## **Focus**

손을 사용해서 일을 하다 보면, 항상 손가락을 손바닥 쪽으로 구부리게 된다. 하루 종일 웅크리고 있으면 근육이 긴장되고 통증이 생기기 마련이다. 이 운동은 하루 종일 웅크리고 있던 손을 반대쪽으로 스트레칭함으로써 손바닥의 통증을 해소해 준다. 또한 이 동작은 손목까지 강하게 스트레칭해 주기 때문에 손뿐 아니라 손목관절을 강화하는 효과도 볼 수 있다.

## **Check**

손의 통증을 해소하고 손이 제 기능을 할 수 있도록 해 주는 운동이다. 손바닥을 시원하게 해 줄 뿐 아니라 손목을 타고 전완부에까지 운동효과를 전달한다.

# 36 손목을 부드럽게, 손가락은 날씬하게
# 8자 그리기 fingure 8's

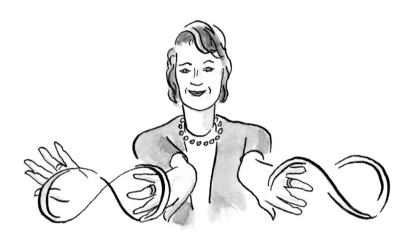

1. 양팔을 똑바로 펴서 앞으로 쭉 뻗는다. 이때 팔의 높이는 어깨높이보다 조금 낮게 한다.

2. 양손을 손목 아래로 떨어뜨린 다음, 손이 8자 모양을 그리도록 손목을 돌린다. 10회 반복한다.

## Focus

이 동작은 마치 물이 흐르는 것과 같은데, 손목의 관절운동범위를 정상적으로 회복시킬 뿐 아니라 혈액순환을 촉진하여 부기를 제거해 준다. 이 동작을 하면서 손목에서 뭔가 거치적거리는 느낌이 들 수도 있는데 그건 가동성이 그만큼 떨어졌기 때문이다. 계속 반복해서 이 운동을 하다 보면 그런 느낌이 사라지고 부드럽고 유연하게 손목이 움직이는 것을 느낄 수 있을 것이다.

### Check

손이 부어서 주먹이 잘 쥐어지지 않을 때, 손목이 뻣뻣해지는 느낌이 들 때 이 운동은 탁월한 효과를 발휘한다. 손의 부기는 빼 주고 손목의 움직임은 부드럽게 만들어 준다.

# **37** 시큰거리는 손목을 튼튼하게
# **손목 잡아당기기** wrist distraction

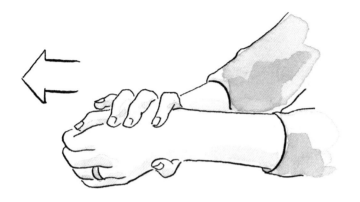

1. 아픈 쪽 손목을 다른 손의 엄지
   와 중지로 잡는다.

2. 손목을 팔뚝에서 잡아당긴다.
   이 자세로 10까지 센다.

## Focus

   손목 통증에 효과적인 이 운동은 손목뼈들 사이에 틈을 만들어, 정중신경이 지나가는 손목터널 속의 압력을 줄여 준다. 컴퓨터의 대중적 보급과 함께 손목터널증후군이라는 질환이 많은 사람에게 알려졌는데, 손을 많이 사용하는 사람에게 많이 나타나는 증상이다. 손가락과 손바닥이 저리고 둔해지거나, 심하면 잠을 이루지 못할 정도로 심한 통증을 수반하기도 한다. 이 운동은 그러한 손목터널증후군의 치료와 예방에 효과가 있다.

## Check

손목이 시큰거려 견딜 수 없다면 이 운동으로 통증을 해소할 수 있다. 또한 이 동작은 손목을 강하게 만들어 주기 때문에 예방효과도 탁월하다.

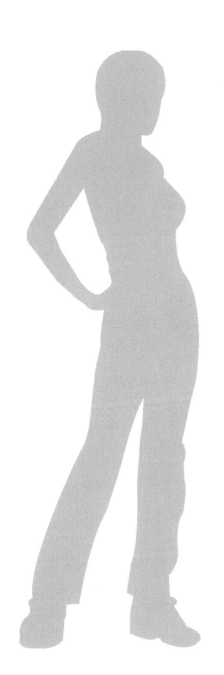

# 등 중간부분

흉곽에 찌르는 듯한 통증이 느껴져서 '이게 혹시 심장발작은 아닌가' 하는 생각을 해 본 적이 있는가? 그렇지만 병원에 가봐도 '아무런 이상이 없다'는 소리만 듣게 되는 경우가 많다. 몸통 부분에 통증을 느끼는 많은 환자들은 통증의 원인이 심장발작 때문일 거라 추측하고, 여러 검사를 받은 후에야 주치의의 권유를 받고 나에게 온다. 그런 환자들은 대부분 스트레스를 많이 받고 있는 사람들이며 그런 스트레스는 척추 중에서도 흉추 부분에 영향을 준다. 물리치료사라면 왜 그런지 그 이유를 쉽게 이해할 수 있을 것이다.

그러나 이런 통증이 단순하게 스트레스와 연관되어 있다고 섣불리 추정해서는 안 된다. 여기 소개된 운동들은 의사가 심장에 아무런 문제가 없다고 진단했는데도 여전히 통증을 느끼는 사람들을 위한 것이다.

### 심장발작 증상 바로 알기

구태의연하다고 생각할지도 모르지만, 심장병은 남녀 모두에게 가장 주요한 사인 중 하나다. 여성의 경우 남성과 똑같이 심장발작 증상을 가지고 있다 해도 경고신호는 서로 다르게 나타난다. 그리고 여성의 경우에는 매일 느끼는 통증과 이것을 구별해 내는 것이 더욱 어렵다. 다음과 같은 증상이 있다면 이는 심장발작과 관계가 있는 것이므로 즉시 의사의 진찰을 받는 것이 좋다.

| 남자 | 여자 |
|---|---|
| 조이는 듯한 가슴 통증<br>숨 가쁨 | 가슴이 타는 듯한 느낌, 혹은 압박감<br>왼쪽 팔의 통증<br>견갑골 사이의 통증<br>상복부 통증<br>피로, 현기증, 메스꺼움 등 감기와<br>유사한 증상 |

흉부는 목과 복부 사이에 있는데, 12개의 흉추골을 포함한다. 각 추골에는 몸 양쪽에 있는 늑골이 붙어 있다. 늑골은 12쌍인데 그중 10쌍은 몸 앞쪽을 감싸고 있으며 흉골, 즉 가슴뼈에 붙어

있다. 흉추 주위의 근육은 골반의 위쪽, 그리고 목의 아래쪽에 부착되어 있다. 해부학적 구조상 흉추근육은 척추에서 가장 안정된 부분으로 상대적으로 더 움직임이 많은 목과 요추를 단단히 고정시키는 튼튼한 중앙 핵심부분이다. 흉추는 또한 견관절 복합체의 운동을 돕고 안정성을 부여하기도 하며, 기지개를 켜거나 팔을 마음대로 뻗을 수 있도록 해 주기도 한다.

스트레스를 받았을 때 사람들은 흔히 어깨를 움츠리면서 등 가운데 부분을 둥글게 만든다. 이 '방어적' 자세는 스스로를 보호하기 위한 반사적 행동이며 심리적 스트레스에 대한 신체의 무의식적 반응이다.

어깨가 긴장되고 앞으로 당겨져서 가슴이 몸 안쪽으로 쑥 들어가면, 그 사이에 있는 흉곽을 둘러싼 근육이 제 기능을 최대한 발휘할 수 없다. 그 결과 늑연골염이 올 수도 있다. 늑연골염은 갈빗대와 흉골에 붙어 있는 근육 및 힘줄에 생기는 염증으로, 쑤시고 찌르는 듯한 통증을 유발하기도 한다. 늑연골염은 장기간 웅크린 자세를 함으로써 가슴 근육과 갈빗대 사이의 늑간근육을 과도하게 사용했기 때문에 발생한다.

또한 등 윗부분에 충분한 힘이 없는 경우에는 팔굽혀펴기를 계속하거나 어린애를 자꾸 들어올리거나, 여러 시간 컴퓨터 마우스를 사용하는 등의 불량한 자세가 늑연골염뿐 아니라 늑골과 인근 늑골 사이를 지나는 신경의 압박으로 인한 통증을 유발할 수 있다.

---

TIP

등 중간부분은 심장이 있는 흉추가 포함되어 있기 때문에 통증이 있으면 심장과 관련된 것이라 생각하기 쉽다. 이 부분의 통증과 관련해서는 자신의 증세를 빨리, 그리고 정확하게 파악하는 것이 어느 것보다도 중요하다.

등 중간부분은 목과 요추에 안정성을 부여하며 팔에는 가동성을 부여하는 중요한 역할을 하는데, 스트레스나 불량한 자세에 쉽게 손상받기 때문에 주의해야 한다. 여기 나오는 브릴운동은 혈액순환을 좋게 하고 자세를 바르게 해 준다.

안정성과 가동성을 제공하는 것 이외도 흉추는 독특한 기능을 수행한다. 흉추는 심장과 폐, 그리고 주요 호흡근육인 횡격막을 보호한다. 횡격막은 흉곽 밑에 자리한 둥근 지붕 모양의 근육으로 숨을 들이마실 때 아래쪽으로 팽창해서 복부를 부풀게 한다. 숨을 내쉴 때는 위로 올라가 폐를 수축시킨다. 웅크린 자세로 계속 앉아 있으면 폐활량이 주는데, 이는 횡격막이 자유롭게 움직일 수 있는 충분한 공간이 확보되지 못하기 때문이다.

스트레스를 받는 상황에 처하면 최소한 한 시간에 한 번씩은 심호흡을 하는 것이 좋다. 그렇게 하면 기운을 다시 차릴 수 있으며 의식하지 못하고 있던 긴장도 풀린다. 그리고 긴장된 양어깨가 이완된 자세로 내려가게 된다.

그러니 당장 시작하자. 4초간 숨을 들이마시고 7초간 멈추고 있다가 8초에 걸쳐 내쉰다. 내쉬는 시간이 들이쉬는 시간보다 2배 더 길어야 이산화탄소가 폐에서 완전히 나가고 다시 더 많은 산소가 들어올 공간이 생기게 된다. 모든 체세포는 산소에 매우 민감하게 반응한다. 또한 심호흡을 하면 폐가 가로와 세로로 있는 힘껏 팽창한다. 그 결과, 횡격막과 마찬가지로 중요한 호흡근육 중 하나인 늑간근들이 팽창하고 수축해 가면서 더 능률적으로 일하게 된다.


이 장에 나오는 브릴운동은 스트레스와 관련된 통증에 맞서 싸우기 위한 것으로, 모든 흉추를 가동범위—굴곡·신전·측굴·회전— 내에서 자유롭게 움직이도록 만들 것이다. 이 동작들은 혈액순환을 촉진하며 당신에게 올바른 자세와 건강한 척추를 선사할 것이다. 그리고 그 결과 스트레스로 야기되는 모든 통증을 뿌리 뽑는 단계에 한층 더 가까워질 수 있을 것이다. 흉추를 계속 무리하게 움직이면 경직되기 마련이다. 이 운동은 경직된 흉추 때문에 과도하게 움직이며 보상작용을 해야 하는 경추 및 요추도 함께 보호하는 작용을 한다.

# 척추측만증과 등 균형

척추를 한 방향으로만 돌린 채 오랫동안 책상에 앉아 있으면 척추측만증이 생길 수 있다. 척추측만증은 척추가 한 쪽으로 휜, 좌우 불균형상태를 이르는 말이다. 이 척추측만증은 컴퓨터 모니터를 똑바로 놓지 않고 비스듬히 놓고 쓰는 사람들에게 많이 나타난다. 그러나 척추측만증의 원인은 근육과 골격의 불균형 이외에도 여러 가지가 있다. 척추측만증의 대부분은 만곡부의 위나 아래에 있는 관절과 근육이 불균형할 때 흉부의 추골이 더 많이 보상작용을 하는 것과 관계가 있다. 보상작용은 균형을 이루기 위하여 감각신경계가 행하는 일련의 작용 중 하나인데, 그 주목적은 머리를 평평하게 유지하는 것이다. 특히 귀나 눈의 위치가 기울어지지 않고 수평을 유지하도록 하는 것이 가장 주요한 목적이라 하겠다. 그러나 이러한 보상작용에도 불구하고 흉추의 위아래가 서로 반대방향으로 근력 차이가 나면, 등은 균형을 이루기 위해 그만큼 무리를 해야 한다. 만곡은 척추의 움직임과 흉곽의 팽창을 방해할 수 있다. 만곡이 더 심해지면 폐활량이 줄어들고, 또 소화기능도 지장을 받을 수 있다.

이어지는 운동은 모두 근육의 불균형을 바로잡는 데 도움을 준다. 척추측만증의 20가지 원인 중 19가지는 근육의 불균형 때문이다(나머지 하나는 선천적인 이상 때문으로, 수술적인 교정이 필요할 수도 있다). 38번~40번 운동은 늑골과 추골을 열고 닫고 회전시킴으로써 흉곽과 흉추의 능력을 극대화한다.

# **38** 당기는 등 시원하게 풀어 주기

## **자신 껴안기** hug yourself

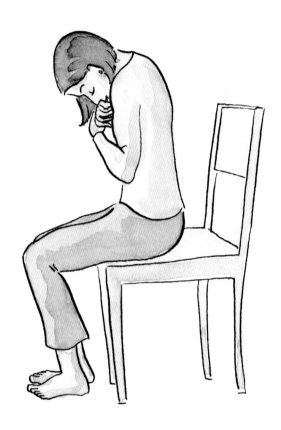

1. 양팔을 가슴 앞으로 모아 몸으로 감싼다.

2. 머리가 앞으로 푹 숙여지도록 등을 구부린다.

3. 이 자세로 10까지 센다.

### **Focus**

첫 번째 등 스트레칭은 흉추와 늑골을 확장시킴으로써 당김을 해소하고, 호흡근육이 가장 알맞은 상태로 팽창할 수 있도록 해 주는 운동이다. 이 운동은 목부터 허리까지, 몸의 중심을 바르게 펴 주고 뭉친 곳을 시원하게 풀어 준다. 그 결과 더 수월하게 호흡을 할 수 있다.

### **Check**

이 동작은 목에서부터 등으로 이어지는 근육을 시원하게 스트레칭해준다. 그럼으로써 당기고 뻣뻣한 등 부분의 통증을 해소해 주며, 나아가 편안한 호흡작용을 돕는다.

# **39** 묵직한 등을 날아갈 듯 상쾌하게
# **앉아서 뒤로 젖히기** seated backward bend

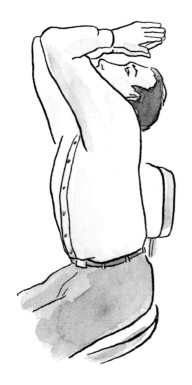

1. 양 팔꿈치를 구부려 손을 머리 위로 올린다. 양쪽 손바닥과 손목이 서로 맞닿게 하고 팔꿈치끼리 가능한 한 맞붙인다.

2. 등 가운데 부분이 스트레칭된다고 느껴질 때까지 가슴과 양팔을 들어올린다. 고개도 함께 젖힌다.

3. 이 자세로 10까지 센다.

등 가운데 부분을 잘 스트레칭하기 위하여 이 운동과 더불어 40번 운동을 함께 실시한다.

## Focus

이 동작은 갈빗대 사이와 흉추의 추골들 사이에 있는 공간을 닫아 주는 운동이다. 팔을 제대로 사용할 수 없었던 까닭은 그 공간이 흉추의 신전능력을 저하시켰기 때문이다.

이 동작을 하면 흉추는 팔을 들어올리거나 물건을 던지는 동작 같은 일상적인 기능을 할 만큼 충분히 신전할 수 있다.

## Check

등이 묵직해서 팔을 들어올리는 것 같은 간단한 동작을 하기에도 어려웠다면 이 운동으로 등을 시원하고 가볍게 만들 수 있다.

# 지니 되기 be a genie

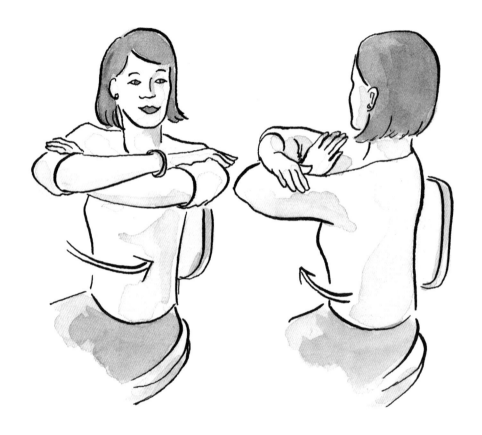

1. 가슴 앞쪽에서 양팔을 포개서 팔 윗부분을 잡는다.

2. 몸 아랫부분은 정면을 향하게 하고 윗몸을 오른쪽으로 돌린다. 이 상태로 5까지 센다.

3. 반대방향으로 똑같이 되풀이한다. 5까지 센다.

# Focus

앉아서 이 운동을 하면 중간 흉추부의 회전운동을 더욱 강화할 수 있다. 등이 굳어 있으면 간단한 회전동작에도 통증을 느낄 수 있으며, 운동을 즐기기도 어렵다. 골프나 테니스를 치는 사람이면 이 회전운동이 게임을 즐기는 데 도움이 될 것이다.

등이 굳기 전에 평소에 이 운동을 자주 해 주는 것이 좋으며, 특히 운동 전 준비동작으로 이용하면 좋다.

## Check

뒤를 돌아보려고 하는데 옆구리가 사정없이 결린다든가 일정범위 이상 몸을 회전시킬 수 없을 때 이 운동을 하면 통증 없이도 몸을 회전시킬 수 있게 된다.

# **41** 옆구리를 시원하게
# 몸통 옆으로 구부리기 torso side bends

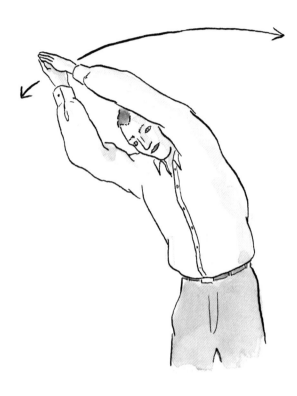

1. 똑바른 자세로 앉거나 선다.

2. 양팔을 똑바로 머리 위에 올린다. 이때 손바닥이 서로 맞붙도록 한다.

3. 오른쪽으로 구부린다. 5까지 센다.

4. 왼쪽으로 구부린다. 5까지 센다.

## **Focus**

이 동작은 늑골과 골반 사이의 근육을 구부리는 자세다. 이 스트레칭은 늑골과 골반에 붙어 있는 근육뿐 아니라 흉곽을 벌려 준다.

처음에는 조금만 구부려도 팔뚝과 허리에 무리가 느껴질 수 있다. 처음에는 조금만 구부리고 점차 구부리는 정도를 늘려 가도록 한다. 나중에는 자연스럽게 원하는 만큼 옆구리를 구부릴 수 있을 것이다.

## **Check**

이 운동은 비교적 동작이 큰 편이지만 어디에서든 무리 없이 할 수 있는 동작으로 옆구리가 결린다거나 상체가 뻐근할 때 하면 효과를 볼 수 있다. 더불어 호흡이 편안해지는 것도 느낄 수 있을 것이다.

# **42** 구부정한 등 쫙 펴 주기

## 침대 너머로 내려뜨리기 head over bed

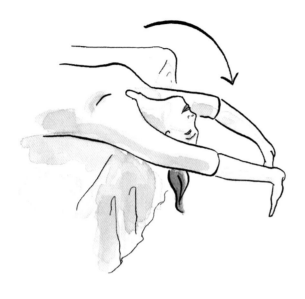

1. 침대에 등을 대고 누워 몸을 쭉 뻗는다(이
   자세에서 등 아랫부분이 당기면 무릎을 구부
   린다).

2. 머리를 침대 모서리 너머로 내려뜨린다.

3. 양팔을 귀 옆까지 올려 머리 위로 쭉 뻗는다.

4. 이 자세로 10까지 센다.

## Focus

책상에서 일하는 사람에게 이 운동은 하루 종일 당겨진 근육을 풀어 주는 아주 좋은 해독제가 될 수 있다. 일상생활을 하는 동안 긴장된 조직들을 스트레칭할 때는 중력의 힘을 이용해라. 중력의 힘을 이용하면, 훨씬 수월하게 큰 효과를 볼 수 있다. 굳이 누가 도와주기 않아도 혼자서 원하는 상황을 만들 수 있기 때문이다.

이 운동을 하면 등이 바르게 펴지고 욱신거리는 통증도 해소할 수 있다. 또한 가슴근육이 충분히 이완되어 호흡이 훨씬 편해질 것이다.

## Check

등을 하루 종일 앞으로 구부리고 있다 보면 콕콕 쑤시기도 하고 욱신거리기 마련이다. 이 운동은 반대쪽으로 등을 펴 줌으로써 통증을 해소해 준다.

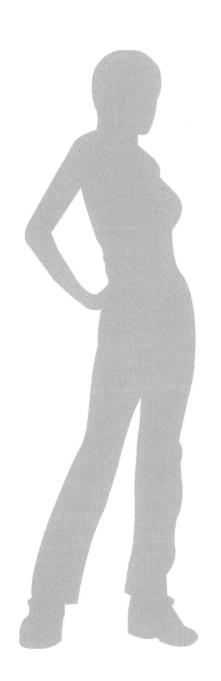

"등이 아파 죽겠어요!" 내가 많이 듣는 호소 중 하나다. 등 아랫부분의 통증은 믿을 수 없을 만큼 자주 발생하기 때문에 이는 놀랄 일도 아니다. 특히 스트레스를 받을 때는 더욱 그렇다. 대부분의 사람들이 삶의 어느 시점에서 등이 쑤시는 듯한 통증을 겪는데, 겨우 3·40대에 이 통증을 경험하는 경우도 많다.

스트레스는 등 아랫부분의 통증에 큰 역할을 한다. 무섭다거나 안절부절 못할 때 자율신경계는 '맞서 싸우거나 도망치는' 두 가지 반응을 하게 된다. 위협이 현실이든 가상이든 등 아랫부분의 근육은 당겨지고, 이로 인해 고통스러운 경련(쥐)이 나타날 수 있다. 이때 등 중간부분의 경우와 마찬가지로 심호흡을 하면 등 아랫부분의 긴장을 이완하고 통증을 완화시키는 데 도움을 줄 수 있다 (100쪽 참고).

자세불량으로 인한 긴장은 스트레스와 함께 문제를 야기하는 중요한 요인이 된다. 의자에 앉을 때 똑바로 등을 세우지 않거나 장기간 구부정한 자세를 취하면 척추는 그 자세에 적응한다. 이 적응이라는 말은 더 나은 쪽으로 변해간다는 뜻이 아니다! 만일 계속 움츠리거나 구부정한 자세를 취하면, 결국 똑바로 서거나 앉지 못하게 될 수도 있다.

구부정한 자세는 허리와 골반의 근육·힘줄·관절·인대에 압박을 가하게 되는데 그중에서도 요추 하부의 추간판에 가장 많은 압박과 스트레스를 가한다. 이 자세가 장시간 계속되면 추간판이 조기에 퇴화하는 매우 고통스러운 상태로 발전할 수 있다. 또한 이는 하부 척추를 통해 척수에서 나가는 신경을 침범함으로써 통증을 일으킬 수 있다. 그래서 앉아 있을 때 등 하부가 C자 형으로 들어간 것처럼 보이도록 만드는 정상적인 요추전만을 유지하는 것이 중요하다.

구부정한 자세는 등 하부의 추간판과 신경에만 부정적인 영향을 끼치는 것이 아니다. 관절의 정렬을 어긋나게 하기도 한다. 등 하부의 뼈는 요추골 5개를 포함하며, 융합된 5개의 천골과 미골(꼬리뼈)을 포함한다. 이들 각각의 뼈는 그 위에 있는 뼈의 무게를 고스란히 짊어지고 있기 때문에 바른 자세를 유지해야 전체 골격이 잘 유지될 수 있다.

어떤 신체 활동은 척추의 한 쪽 근육들을 계속 긴장시키고 짧게 만드는 반면, 반대쪽 근육들은 늘어나게 하고 약화시킨다. 예를 들어 테니스나 골프에서의 스윙 동작은 척추를 한 방향으로만 계속 돌리도록 한다. 그리고 늘 한 쪽으로만 돌아누워 자는 습관은 반대쪽 근육을 늘어나게 하며 해당 근육은 계속 짧은 상태를 유지하게 만든다. 이러한 비대칭 또한 통증을 유발하는 원인이 될 수 있다.

등 아랫부분에 나타나는 불편감은 요추골 사이에 있는 추간판의 손상 때문일 수 있다. 추간판은 섬유연골로서 추골들 사이에서 커다란 쿠션 역할을 한다. 즉 움직일 때 받는 충격을 추간판이 흡수하는 것이다. 그러나 무엇인가를 들어올릴 때 몸을 굽히거나 비트는 동작은 추간판에 무리를 줄 수 있고, 그 결과 추간판이 추골들 사이에서 빠져 나올 수 있다. 추간판 탈출증의 정도는 단순한 융기에서 탈출까지 이를 수 있고, 그 영향으로 허리의 통증이나 다리의 운동기능 저하 등의 증상—심지어는 발을 들어올릴 수 없는 족하수, 혹은 방광기능상실까지도—이 나타날 수도 있다.


나이가 들면 추간판의 수핵(외부의 연골을 반지 모양으로 만들어 주는 젤라틴 비슷한 물질)은 변화하여 건조해지고 탄력이 떨어진다. 그러므로 압력을 받아 탈출된 추간판은 나이가 들수록 회복이 어려워진다.

나이 들면서 또 달라지는 것은 후관절 표면이 닳아서 변형되고 궤도에서 이탈한다는 것이다. 후관절 표면이란 레고 조각처럼 끼워 맞춰져 있는 추골의 뼈 단면들을 말한다. 후관절 표면이 마모되면 척수신경이 영향을 받아 등 아랫부분에 통증이 생길 수 있다. 이는 척수신경이 후관절과 추간판으로 이루어진 삼각의 공간을 통해 척수에서 빠져나오기 때문이다. 이 통증 외에도 다리까지 방사되는 통증을 유발할 수도 있다.

---

TIP

허리, 즉 등 아랫부분의 통증은 몇 가지 원인으로 인해 발생한다. 그중 하나는 스트레스로, 스트레스를 받으면 근육이 방어작용을 하고 이는 통증으로 이어진다.

또, 나쁜 자세로 인한 골격의 불균형 역시 통증을 유발한다. 그리고 마지막으로 나이가 통증을 유발할 수 있다. 그렇지만 이 모든 통증의 요인들은 운동으로 예방하거나 제거할 수 있다.

이제 브릴운동으로 스트레스도, 불량한 자세도, 그리고 나이까지도 모두 날려버리고 가뿐한 허리를 만들어 보자.

척추가 튼튼하게 잘 정렬되어 있고 건강한 상태라면 등 아래쪽을 불편감 없이 신전하고 회전시킬 수 있다. 브릴운동은 그런 척추를 만들어 준다. 이 운동동작은 추간판으로 혈액이 충분히 공급되도록 자극하여 치유를 촉진하고, 신경이 압박을 받으면 생기기 쉬운 반흔조직이 계속 남아 있지 않도록 해 준다. 그리고 신경이 깨끗한 통로를 통해 전기적 신호를 전달하게 함으로써 근육과 인대가 최적의 기능을 발휘할 수 있도록 만든다. 그렇게 해서 척추뼈는 이상적으로 정렬되고 관절은 제자리를 찾게 된다. 그 결과 체간은 스트레스를 받더라도 유연한 팔다리를 지지해 줄 수 있을 만큼 안정되며, 통증도 사라진다. 브릴운동은 노화과정에 끌려가지 않고 맞서 싸우는 것이 가능하다는 것을 보여 준다.

## 강한 복근이 강한 등을 만든다!

등을 강화하는 방법 중 하나는 복부운동을 하는 것이다. 이는 끝없이 걷거나 윗몸일으키기를 한다거나 몸을 비틀어야 한다는 뜻이 아니다. 그러한 운동은 오히려 등 아래쪽에 너무 많은 압력을 가하고, 추골들끼리의 마찰을 유발해서 훨씬 더 빨리 닳게 하기 때문에 좋지 않다. 그 대신《코어 프로그램》에 나오는 브릴 복부운동, 즉 밸리 블래스터나 데드 버그, 인어운동을 해 보도록 하라. 이 운동은 복부 강하게 만들어 주는 동시에 더불어 등도 보호해 줄 것이다.

# 서서 뒤로 젖히기 standing backward bend

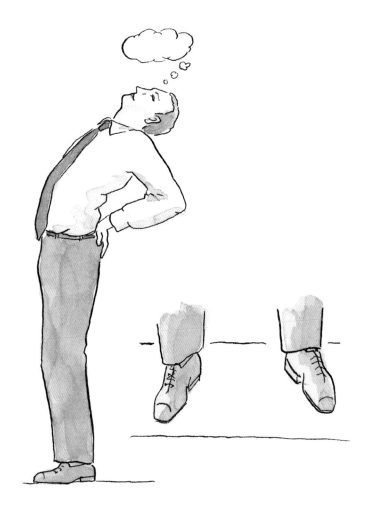

1. 양다리를 어깨넓이로 벌리고 선다.

2. 양손을 엉덩이에 얹는다. 손가락은 아래를 향하게 한다.

3. 얼굴을 들어 천장을 보며 몸을 있는 힘껏 뒤로 젖힌다.

4. 천천히 곧은 자세로 되돌아온다.

5. 10회 반복한다.

이 운동을 하는 동안 현기증이 나타나면 머리를 천장을 볼 정도로 젖히지 말고, 그 대신 머리를 똑바로 세워서 얼굴이 정면을 향하도록 한다.

## Focus

이는 간단하지만 믿어지지 않을 정도로 효과적인 운동이다. 등 하부의 통증을 호소하는 사람들 중 90%가 이 한 가지 운동만으로 효과를 봤다.

구부정한 자세로 인해 긴장되어 있던 허리를 스트레칭해 줌으로써 골격은 제자리를 찾고 딱딱하게 뭉쳐 있던 근육도 풀린다.

### Check

허리가 쑤시거나 뻐근할 때 하면 좋은 운동이다. 매우 간단한 동작이지만 통증을 해소하는 데 매우 강력한 효과가 있다.

# **44** 뻣뻣한 허리에 유연성을

# 앞으로 굽히기 forward bend

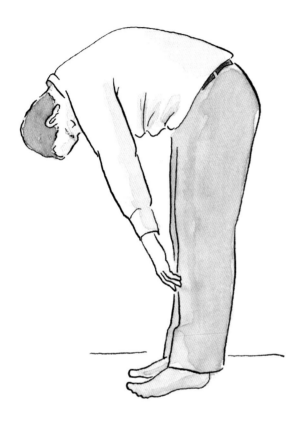

1. 양다리를 어깨넓이로 벌리고 서서 양손을 넓적다리 앞에 놓는다.

2. 머리를 숙여 내린다. 손을 다리 앞으로 뻗어 내려 바닥까지 닿게 한다. 단 무리하게 내리지는 않도록 한다. 할 수 있는 데까지만 하면 된다.

3. 손을 다리 앞으로 해서 다시 올린다. 서 있는 자세로 되돌아올 때까지 올린다.

4. 10회 반복한다. 반복할 때마다 조금씩 더 뻗어 본다. 목표는 정상범위에 도달하는 것, 즉 손이 발가락에 닿는 것이다.

## Focus

43번 운동으로 효과를 보지 못한 10%의 사람들은 이 운동을 하면 된다. 그러나 이 운동을 해서 허리 통증이 더 심해지거나 다리까지 방사되는 통증이 나타나는 경우 즉시 이를 중지하고 43번 운동을 다시 한다. 처음에는 '서서 뒤로 젖히기'가 효과를 보이지 않는다 해도 앞으로 굽히기를 몇 번 시행하고 난 뒤에 다시 실시하면 원하는 결과를 얻을 수 있다.

## Check

뒤로 젖히는 동작을 해도 허리 통증이 사라지지 않을 경우, 앞으로 굽히는 이 동작으로 효과를 볼 수 있다. 이 동작으로 통증해소와 더불어 허리 유연성도 키울 수 있다.

# 서서 옆으로 밀어내기 standing side glides

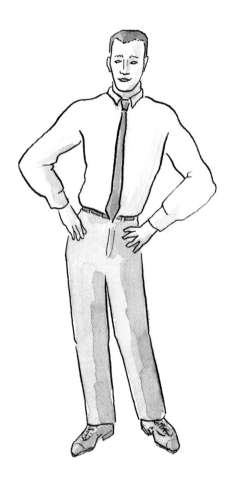

1. 양다리를 어깨넓이로 벌리고 선다. 발은 정면을 향하게 한다.

2. 양손을 양쪽 골반에 갖다 댄다.

3. 척추는 될 수 있는 대로 움직이지 말고 골반을 아픈 반대 쪽으로 이동시킨다. 그리고 제자리로 돌아온다.

4. 10회 반복한다.

## Focus

이 동작을 제대로 하면 몸통이 아닌 골반이 옆으로 이동한다. 다시 말해 척추 하부, 즉 요추의 4번째 및 5번째 추골과 천골 맨 윗부분이 따로 움직이는 것이다. 이 특정한 추골들 사이에 있는 추간판은 가장 탈출되기 쉬운데 이 동작은 이를 예방하고 치료하는 데 효과적이다. 이 동작은 또한 요추에서 빠져나와 엉덩이를 지나 양쪽 다리로 내려가는 좌골신경에 가해지는 압박을 줄여 준다.

**Check**

흔히 기침을 하거나, 세수를 하려고 허리를 구부릴 때 허리가 뜨끔하는 통증을 느낄 수 있다. 이런 경우 추간판탈출증을 의심해 볼 수 있는데, 이 동작은 이를 치료하고 예방한다.

# **46** 허리를 튼튼하고 시원하게

## **골반 이동시키기** pelvic shift

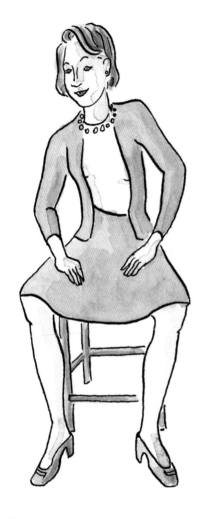

1. 의자에 기대지 않고 등을 똑바로 펴고 앉는다. 발은 바닥에 붙인다.

2. 척추는 가능한 한 안정시키고 골반을 아픈 쪽으로부터 가능한 멀리 떨어지도록 부드럽게 움직인다(동작을 정확하게 할 경우, 몸통은 아픈 쪽으로 약간 기울게 된다).

3. 10회 반복한다.

### **Focus**

이 운동 역시 45번 운동과 같이 척추 아랫부분만 따로 움직이도록 해 주는 운동이다. 추간판탈출증을 예방하는 효과가 있으며 불량한 자세로 인해 잃은 균형을 되살려 준다. 이 운동은 허리 주변을 강화시키고 은근한 허리 통증을 해소하는 데 효과적이다.

**Check**

허리가 은근하게 아픈 경우 이 운동을 하면 허리가 금세 가뿐해지는 것을 느낄 수 있다. 지속적으로 실시하면 허리를 강화시킬 수 있다.

# 횡복근으로 등 안정시키기
transverse abdominus back stabilizer

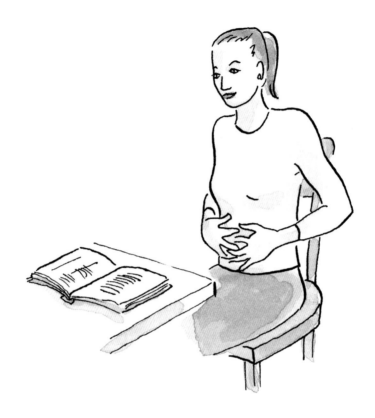

1. 똑바로 앉는다. 등은 의자에 기대도 된다. 양발을 바닥에 붙인다.

2. 배꼽을 척추 쪽으로 당긴다는 느낌으로 배를 홀쭉하게 집어넣는다. 동시에 등은 의자 쪽으로 밀착시킨다.

3. 배를 가능한 범위 내에서 가장 많이 집어넣고 등을 의자에 밀착시킨 자세를 유지하고 10까지 센 후 다시 배를 앞으로 내밀면서 등을 의자에서 뗀다(효과를 극대화하려면 10회 반복한다).

이 운동은 등을 벽에 대고 서서 할 수도 있다. 양발을 몸 앞에 두고 약 75cm 정도 벌리고 선다. 그 다음 쪼그려 앉는 것처럼 무릎을 구부리고 등을 벽에 댄다. 배를 홀쭉하게 집어넣어 당기고 벽에 등을 밀착시킨 다음 위의 설명대로 실시한다.

## Focus

이 운동은 등 아랫부분의 통증을 줄여 주는 동시에 복부근육을 강화시켜 준다. 복부근육과 등 아랫부분을 튼튼하고 탄탄하게 만들어 주는 이 운동은 통증해소 효과뿐 아니라 미용 효과도 동시에 부여한다.

### Check

등 아랫부분이 콕콕 쑤시거나 묵직한 느낌이 들 때 이 운동을 하면 효과를 볼 수 있으며, 이 운동은 등을 스트레칭하는 동시에 복근도 강화시켜 준다.

# 48 시큰거리는 허리를 부드럽게

## 구부려서 발목 당기기 bent-over ankle pull

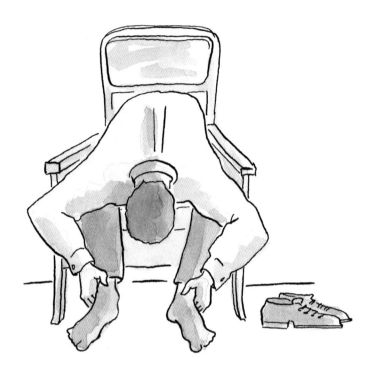

1. 다리를 편안하게 벌리고 의자 끝에 걸터앉는다. 양발은 바닥에 붙인다.

2. 등을 최대한 편 다음 양다리 사이로 몸을 숙인다. 머리가 다리까지 닿도록 숙이고 양손으로 각 발목의 바깥쪽을 잡는다.

3. 그 자세에서 상체를 더 많이 밑으로 숙인다. 그 자세로 10까지 센다.

## Focus

이 운동은 척추를 구부림으로써 요추를 최대한 열어 추간판의 압박을 덜어 준다. 이 동작으로 잃어버렸던 요추의 유연성을 완전히 회복할 수 있다.

처음에는 허리가 굳어 있어 머리를 다리에 닿도록 하는 것이 어렵겠지만, 이 운동을 반복하면서 점차 수월하게 이 동작을 따라 할 수 있을 것이다.

## Check

이 동작은 허리에 중점을 두고 있지만 등 전체의 통증을 해소하는 데 도움을 준다. 통증해소와 더불어 허리의 유연성도 회복시켜 준다.

# **49** 무리해서 묵직해진 허리를 가볍게

## **펠빅 락** pelvic rock

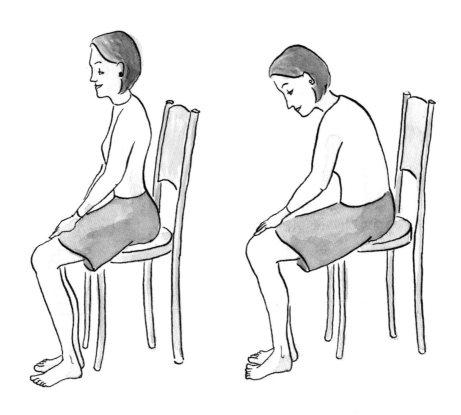

1. 의자에 기대지 않고 등을 똑바로 펴서 앉는다. 양발은 바닥에 붙인다.

2. 몸에서 힘을 빼서 구부정하게 했다가 똑바로 편 다음, 108쪽에서 설명한 대로 허리를 바르게 펴서 등에 C자형 만곡을 만든다.

3. 10회 반복한다.

    사람들 앞에서 이 운동을 하기가 꺼려진다면 이렇게 변형해 본다. 몸을 한 번 구부정하게 했다가 똑바로 편 다음 이 자세로 10까지 센다. 그리고 나서 편히 앉는다.

# Focus

48번 운동을 한 다음에는 이 펠빅 락을 반드시 실시해야 한다. 척추를 굽히는 운동을 한 다음에는 펴 주는 운동도 함께 해 주어야 하는데, 이 동작이 그러한 역할을 한다. 무리하게 척추를 굽히면 추간판이 탈출될 소지가 있는데, 이 운동을 통해 그러한 위험을 미연에 방지할 수 있다.

## Check

허리를 굽히는 운동은 다소 무리가 갈 수도 있는데, 이 운동은 그럴 경우를 대비한 것이다. 허리를 가볍게 만들어 주고 척추가 제자리를 찾을 수 있도록 도와준다.

# **50** 어그러진 등과 허리를 반듯하게

# **펠빅 클락** pelvic clock

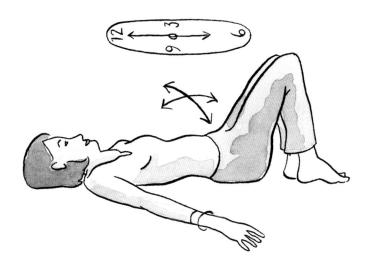

1. 등을 바닥에 대고 누워 무릎을 구부린다. 치골결합부위(하복부 아래)를 6시, 배꼽을 12시, 골반 양쪽을 각각 3시와 9시로 생각한다.

2. 등을 아치 모양으로 구부린다. 이때 배꼽이 올라가면서 꼬리뼈는 바닥을 누르게 된다. 그런 뒤 골반을 6시 방향으로 기울인다. 치골이 올라가면서 등 하부가 평평해지는 것을 느낄 것이다. 이 12시와 6시 사이를 오가는 운동을 5회 반복한다.

3. 골반을 다른 '시간대'에서 움직인다. 1시에서 7시, 2시에서 8시, 3시에서 9시, 4시에서 10시, 5시에서 11시 사이를 오간다.

4. 순서를 거꾸로 해서 반복한다.


이 운동 중 특정 시간대의 동작을 하기 어려울 수 있는데, 그것은 그곳의 근육이 굳어서 고정되어 있기 때문이다. '시계의 숫자판'을 건드리면 그 부분을 자연스럽게 움직일 수 있게 된다.

# Focus

이 동작은 등 아랫부분이나 엉덩이에 통증이 있을 때 하는 운동이다. 이 운동을 하면 등과 골반이 만나는 부분의 가동범위를 정상으로 되돌릴 수 있고 근육에 균형을 줄 수 있다.

만일 다리를 절거나 몸이 한 쪽으로 기울어져 걷기 힘들었다면 이 운동으로 통증 없이 걸을 수 있다. 이 운동이 등을 바로잡아주기 때문이다.

## Check

허리와 골반이 어그러졌을 때 생기는 통증을 해소할 수 있는 운동이다. 통증해소와 더불어 체형교정 효과도 볼 수 있다.

# **51** 노곤한 등허리를 쫙 펴 주기

# 가슴까지 무릎 접기 knees to chest

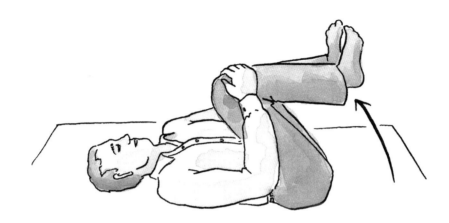

1. 등을 바닥에 대고 누워 무릎을 구부린다. 양발은 바닥에 붙인다. 이때 팔은 몸 옆에 가지런히 두고 머리는 똑바로 해서 천장을 향하게 한다.

2. 양 다리를 들고 손으로 무릎을 잡아 다리를 가슴 쪽으로 끌어당긴다.

3. 무릎을 구부린 상태를 유지하면서 발을 밑으로 내려놓는다.

4. 10회 반복한다.

## **Focus**

이 운동은 요추의 후관절(추골뼈들의 접점)을 열어주며 결합조직 및 근육들을 스트레칭하고 혈액순환을 돕는다. 이 운동을 하면 등허리가 시원하게 스트레칭되는 것을 느낄 수 있다. 또한 혈액순환을 원활하게 만들기 때문에 허리 통증을 근본적으로 치유하고 예방할 수 있다.

## Check

등허리에 힘이 없거나 묵직한 느낌이 들 때 하면 좋은 운동이다. 통증도 해소되고 등 전반에 활력을 준다.

# 누워서 척추 비틀기 lying spinal twist

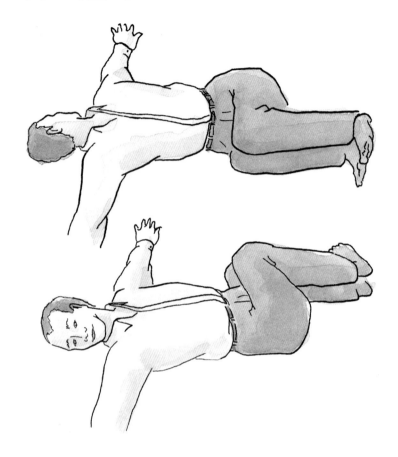

1. 등을 바닥에 대고 누워 무릎을 구부린다. 이때 발목이 서로 닿을 정도로 다리를 붙이고 양발은 바닥에 붙인다. 머리는 반듯하게 해서 천장을 바라본다.

2. 양쪽 팔을 벌려 어깨높이까지 올려 뻗는다. 팔을 바닥에 딱 붙여 몸 전체가 T자 모양이 되게 한다.

3. 양 무릎을 들었다가 오른쪽으로 내려놓으면서 머리를 왼쪽으로 돌린다. 양어깨는 바닥에 붙인 상태를 유지한다.

4. 다시 양 무릎을 들었다가 왼쪽으로 내려놓으면서 머리를 오른쪽으로 돌린다.

5. 오른쪽과 왼쪽을 번갈아 가며 비튼다. 한 방향에 5회씩 실시한다.

## Focus

이 운동은 흉곽과 골반 사이의 근육을 스트레칭하여 척추를 길게 늘여 준다. 이 동작을 하면 허리가 길게 늘어나는 것 같은 느낌이 들 것이다. 척추는 길고 유연할수록 그 기능을 제대로 수행할 수 있다.

## Check

몸 전체를 비틀어 주는 이 동작은 뻣뻣한 허리를 유연하게 만들어 주며 적당한 허리길이를 유지해 준다

# 53 삐딱한 허리를 바르게

## 크로스 익스텐션 crossed extension

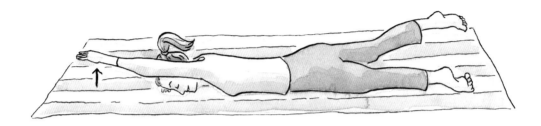

1. 배를 바닥에 깔고 엎드린다. 오른손을 이마 밑에 대고 왼팔은 앞으로 쭉 뻗어 손바닥이 바닥에 닿도록 한다. 이 자세가 어렵다면 복부 밑에 베개를 넣어본다.

2. 왼팔을 8~15cm 정도 들어올린다. 이와 동시에 오른쪽 다리도 약 8~15cm 정도 올린다. 이때 오른쪽 발가락 끝은 뾰족하게 모아 세운다. 등이 아프지 않게 하기 위해 이 자세에서 치골을 바닥에 밀어붙인다.

3. 이 자세로 5까지 센다.

4. 반대쪽 팔다리에 똑같이 되풀이한다.


## Focus

이 간단한 운동은 척추를 중심으로 서로 반대쪽에 있는 근육들을 동시에 수축시킨다. 그럼으로써 수축된 근육들은 추골을 앞뒤로 회전시킨다. 추골은 그 영향으로 제자리로 돌아갈 수 있다.

바르지 않은 자세를 오래 하고 있으면 허리가 삐딱해진다. 이 동작으로 척추의 정렬을 올바르게 할 수 있다.


## Check

다리를 오래 꼬고 앉아 있어서 등허리가 콕콕 쑤실 때 하면 좋다. 이 동작은 통증을 해소할 뿐 아니라 그 원인을 바로잡는 운동이다.

# **54** 허리를 꼿꼿하게, 보행을 자유롭게

# 코브라 cobra

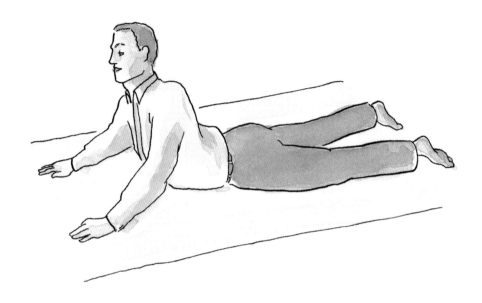

1. 배를 바닥에 깔고 엎드린다. 팔꿈치를 구부려 손바닥부터 팔꿈치까지 바닥에 닿도록 한다. 이때 손바닥은 어깨 옆에 위치하도록 한다.

2. 팔에 차츰차츰 힘을 주며 머리를 약간씩 뒤로 젖힌다. 치골을 바닥과 비스듬한 각도로 기울이면서 뒷목을 길게 늘인다.

3. 앞을 보면서 머리를 계속 들어올린다. 팔꿈치를 세워 가슴을 펴고 등을 활처럼 구부린다. 이때 팔꿈치를 펴되 완전히 다 펴서는 안 된다.

4. 이 자세를 유지하면서 천장이 보일 정도로 머리를 뒤로 젖힌다. 이때 목이 아프다면 그냥 정면을 본다.

5. 천천히 몸을 낮춰 처음의 자세로 되돌아간다.

6. 10회 반복한다.

## Focus

이 운동은 추간판을 건강하게 지켜 줄 뿐 아니라 척추의 신전능력을 회복시켜 준다. 신전은 척추에서 가장 상실되기 쉬운 움직임이다.

또한 굳기 쉬운 골반 앞쪽의 근육을 스트레칭함으로써 정상적인 보폭으로 걸을 수 있게 해 준다. 이 운동을 할 때 등이 꽉 조이는 것 같은 느낌이 들면 53번 운동부터 먼저 하도록 한다.

### Check

장기간 구부정한 자세로 앉아 있어서 생긴 허리 통증에 탁월한 효과를 발휘한다. 그리고 허리를 바르게 펼 수 있도록 도와준다.

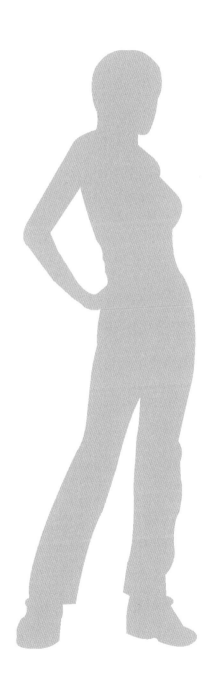

엉덩이는 몸이 앞으로 나가는 것을 책임지는 부위다. 그렇기 때문에 엉덩이에 나타나는 갑작스러운 통증은 걸음걸이를 느리게 만들고 여러 활동에 많은 제약을 준다. 통증은 주로 한 쪽에만 나타나는 경우가 많다.

흔히 전처럼 엉덩이를 움직이는 것이 쉽지 않다고 느끼면 나이가 들어서 그렇다고 생각하는데, 이런 종류의 통증은 노화된다고 해서 나타나는 건 아니다. 만약, 통증이 한 쪽 엉덩이에만 왔다면 그쪽은 늙고 다른 한 쪽은 늙지 않은 것인가? 우리 몸은 대칭적으로 나이를 먹는다. 그러나 항상 대칭적으로 움직이는 것은 아니다.

좌식생활은 근육을 불균형하게 만들기 쉬운데, 우리는 늘 앉아서 생활을 한다. 엉덩이(고관절) 통증도 다리를 꼬고 앉는 습관이나 테니스·야구와 같은 다양한 운동동작으로 생기는 근육의 불균형과 비대칭에서 그 원인을 찾을 수 있는 경우가 많다.


나는 고관절에 가벼운 문제가 있는 환자에서부터 심각한 경우까지 모든 경우를 다 다루고 있다. 심한 경우에는 통증 때문에 뛰거나 걷지 못하는 사람, 골절 및 심한 관절염으로 인공관절 치환술을 받고 회복 중인 환자들도 있다. 그들은 모두, 짧아진 근육을 스트레칭하고 약해진 근육을 강화하는 브릴운동을 함으로써 통증에서 벗어났다. 브릴운동은 그들뿐 아니라 당신에게도 효과가 있을 것이다. 고관절을 정상위치에 정렬시킴으로써 하루 종일 통증 없이 활기차게 움직일 수 있을 것이다.

전형적으로 고관절의 통증은 서혜부, 또는 허벅지 앞쪽이나 안쪽에서 느껴진다. 고관절의 문제들은 요통으로 나타날 수도 있으며, 걸으면 악화되는 경향이 있다. 보통은 걷는 모양에서 증상을 확실하게 관찰할 수 있다. 우선, 걷는 내내 계속 고관절이 아프다거나 한 쪽 무릎만 구부리고 걷는다면 고관절에 문제가 있다고 봐야 한다(무릎은 이런 식으로 무리하면 회전축에서 벗어나게 되며 결국에는 무릎 관절염으로 발전할 수도 있다. 146쪽~147쪽 참고). 또한 고관절에 문제가 있을 때는 아픈 다리를 더 가볍고 짧게 걷게 된다. 이는 무의식중에 아픈 고관절 쪽으로 무게를 싣지 않으려 하기 때문이다. 그 다음에 나타날 수 있는 보행의 이상은 근육이 긴장되거나 관절연골의 변형으로 몸통 전체가 아픈 쪽 다리와 함께 앞쪽으로 흔들릴 수 있다. 고관절이 경직되면 몸통이 안정되지 않기 때문이다.

고관절에는 적지 않은 문제가 발생하지만, 사실 고관절의 구조는 믿어지지 않을 만큼 강하고 안정적이다. 고관절의 형태는 볼과 소켓 모양인데, 볼은 몸에서 가장 긴 뼈인 대퇴골의 맨 윗부분이며 소켓은 3개의 골반뼈로 이루어져 아주 견고하다. 고관절은 걸을 때는 최소한 체중의 한 배 반, 뛸 때는 체중의 세 배 반 만큼의 무게를 감당해낸다.

고관절은 22개의 근육에 둘러싸여 있는데, 이 근육들은 고관절을 강화시키며 제대로 힘을 발휘할 수 있도록 해 준다. 해부학적으로 보면 이 근육들은 네 그룹으로 분류되며, 세 축을 중심으로 한 운동—굴곡과 신전, 외전과 내전, 내회전과 외회전—을 가능하게 한다.

해부학적으로 분류되는 4개의 근육군은 다음과 같다.


- 앞쪽 전면의 근육군 : 고관절의 굴곡을 담당한다.
- 안쪽 근육군 : 고관절의 내전이나 내회전을 담당한다.
- 뒤쪽 후면의 근육군 : 고관절의 신전을 담당한다.
- 바깥쪽 근육군 : 고관절의 외전이나 외회전을 담당한다.


---

TIP

엉덩이(고관절)은 매우 안정적인 동시에 복잡한 구조를 하고 있다. 여러 근육이나 관절과 연관을 맺고 있으며 특히 보행과 같은 다리의 움직임과 밀접한 관계가 있다. 고관절에 문제가 발생하면 걷거나 뛰기 힘든 상태가 되며 관절염이 발생할 수도 있다.

고관절과 관련된 브릴운동은 유연성과 근력을 길러 주기 때문에 이를 시행하면 통증을 해소하고 예방할 수 있다. 또한 비대칭적으로 변형된 근육에 균형을 되찾아 준다.

---

이 네 집단은 다같이 협력하여 고관절이 커다란 움직임의 축에서 회전할 때 골반을 안정시킨다. 그러나 좌식생활을 하면 근육들이 불균형한 상태가 되기 쉽다. 앉아서 생활하면 앞쪽의 근육군 중에서 특히 고관절의 굴곡근이 짧아지며, 뒤쪽의 근육군 중에는 대둔근과 슬굴근이 약해진다. 그리고 바깥쪽 근육군 중에는 중둔근이 약해지기 쉽다. 안정적이었던 고관절이 불균형해져서 정상적인 회전축을 벗어날 때 고관절에 문제가 발생할 수 있다. 여기서 불균형이란 상대적으로 작용하는 근육군의 힘이 불균형해지는 것을 의미한다.

예를 들어 골반에 안정성을 부여하는 주요 근육인 중둔근은 반대쪽에 있는 장경인대의 매우 강한 힘에 저항하기 위해 더욱 강화될 필요가 있다. 장경인대는 엉덩이에서 무릎까지 뻗어 있는 뼈인 대퇴골을 내회전시킨다. 장경인대의 힘이 중둔근보다 세면 대퇴골을 너무 안쪽으로 끌어당겨서 고관절과 무릎관절 모두를 정상적인 회전축에서 벗어나게 한다. 그리고 요추의 앞쪽에서 시작하여 고관절의 앞쪽에 부착되는 고관절 굴곡근이 짧아지면 고관절과 등 아래쪽에 통증을 유발할 수 있다. 그 결과 보폭이 짧아지고 시간이 지날수록 고관절의 굴곡근은 더욱 굳어져서 나이 든 사람에게서나 볼 수 있는 '꼬부랑' 자세가 되기도 한다.

고관절과 골반이 최상의 상태에서 최대한 잘 움직이게 하는 방법으로는 많이 걷는 것이 있을 수 있다. 그러나 많은 사람들은 생활 속에서 장시간 동안 앉아 있어야만 하고 그 긴 시간 동안 적응된 몸이 걷기만으로 빨리 회복될 수도 없다. 그렇기 때문에 브릴운동이 간편하고도 유용한 것이다. 대체로 관절이 튼튼하고 안정되어 있는 남성들에게 이 운동은 유연성을 제공한다. 반면 여성들의 경우에는 관절 표면이 불안정하다 싶을 정도로 유연성이 크기 때문에 관절이 회전축에서 벗어나기도 쉽다. 이 운동은 여성들이 근력을 강화할 수 있도록 돕는다. 고관절, 아니 모든 관절에 있어 유연함과 강함의 조화는 매우 중요하다. 그러므로 몸이 삐걱거린다 싶을 때마다 자신을 재정비해야 한다. 새 자동차도 장거리를 달린 다음에는 재정비가 필요한 법이다.

이 장에 있는 운동들은 고관절 주위의 근육들을 스트레칭시켜 준다. 이 브릴운동을 하면 통증을 없앨 수 있을 뿐 아니라 몸을 더 효율적으로 움직일 수 있게 된다. 그럼으로써 체중이 유발하는 충격을 뼈와 관절이 제대로 흡수하도록 도울 것이다. 처음 나오는 운동은 서 있거나 걸을 때 고관절에 통증을 느끼는 대부분의 사람들에게 가장 효과가 좋은 방법이다. 그러나 사람에 따라서는 다른 것이 더 잘 맞을 수도 있다. 모두 다 해 보고 어떤 것이 자신에게 가장 잘 맞는지 알아보도록 한다. 그리고 '아픈 쪽에 시행하라는 지시가 있어도 양쪽에 모두 실시해야 현재의 통증에서 벗어날 수 있다. 뿐만 아니라 그렇게 해야 앞으로 발생할 수도 있는 잠재적인 통증을 예방할 수 있다.

# 선 자세로 이상근 스트레칭하기
standing piriformis stretch

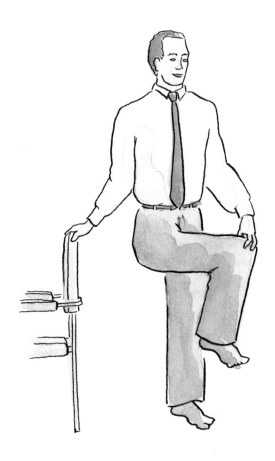

1. 두 다리를 어깨 넓이로 벌린 뒤 의자(혹은 의지할 만한 다른 것)에서 약간 떨어져 한 발로 선다. 아픈 쪽을 의자 가까이 둔다.

2. 의자 등받이를 붙잡고 균형을 잡은 뒤 아픈 쪽 무릎을 구부려 올린다.

3. 의자를 붙잡지 않은 다른 한 손을 써서 들어올린 무릎을 몸을 가로지르는 방향으로 잡아당긴다. 이로써 엉덩이의 측면이 스트레칭된다. 이때 바닥을 딛고 있는 다리와 그쪽의 엉덩이는 움직이지 않도록 한다.

4. 이 자세로 10까지 센다.

# Focus

이상근이란 엉덩이 뒤쪽에서 골반과 대퇴골에 걸쳐 분포하는 근육인데, 좌골신경은 척추하부의 천골에서 고관절까지 뻗어 있는 이상근 사이를 통과해서 다리로 주행한다. 달리기 선수나 자전거를 타는 사람은 이상근이 당기는 느낌을 가질 수 있다.

이 회전운동은 이상근을 스트레칭함으로써 엉덩이의 통증을 치료한다.

## Check

엉덩이나 넓적다리의 깊은 부위에 통증을 느낀다면 이 운동으로 통증을 해소할 수 있다. 통증때문에 의자에 앉거나 쪼그려 앉기가 힘들다면 이 운동을 시작해 보자.

# 선 자세로 장경인대 스트레칭하기
standing iliotibial band stretch

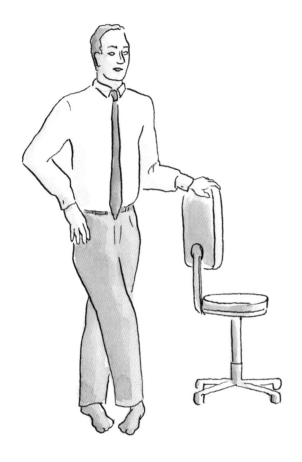

1. 왼쪽 무릎이나 엉덩이가 아프다면 왼손을 의자 등받이 위에 올려놓는다.

2. 왼발을 오른발 뒤로 옮겨 보이지 않도록 하고 발바닥은 바닥에 붙인다.

3. 등 아래쪽이 편평해지도록 골반을 기울여 왼쪽 고관절 쪽으로 몸을 기대어 지탱한다. 왼쪽 다리의 측면이 아래쪽으로 스트레칭되는 것을 느낄 것이다.

4. 이 자세로 10까지 센다.

## Focus

장경인대는 골반의 측면에서 시작해서 무릎 측면으로 뻗어 내려오는 아주 긴 힘줄을 가진 넓은 근육이다. 엉덩이나 무릎에 통증이 있다면 골반과 무릎, 그 두 관절을 가로지르는 장경인대가 당기기 때문일 가능성이 크다. 계단을 오르내릴 때 느껴지는 슬개골의 통증 또한 장경인대가 손상되었기 때문일 수 있다.

이 운동은 장경인대를 스트레칭해 주기 때문에 엉덩이부터 무릎까지의 통증을 해소해 준다.

## Check

걸을 때 무릎이 삐그덕거린다거나 다리를 들어올릴 때 엉덩이 쪽에 통증이 느껴진다면 이 운동으로 효과를 볼 수 있다.

# 서서 양다리로 버티며 스트레칭하기
straddle stretch

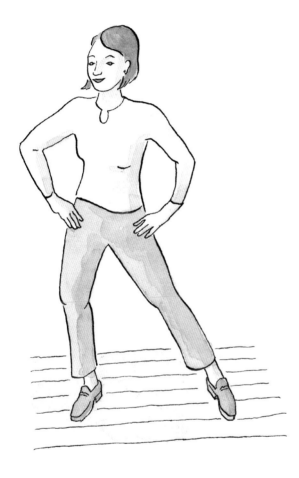

1. 두 다리를 어깨넓이보다 더 크게 벌리고 서
   서 발은 정면을 향하게 하고 양손을 엉덩이
   에 얹는다.

2. 아픈 쪽과 반대방향으로 몸을 기울인다. 아
   픈 쪽 다리의 허벅지 안쪽이 스트레칭되는
   것을 느껴질 것이다.

3. 이 자세로 10까지 센다.

## Focus

이 동작은 고관절 주변의 모든 근육들을
효과적으로 스트레칭 해준다. 이 동작을 하
는 동안 '딱' 하는 소리가 날 수도 있는데, 걱
정할 것 없다. 이는 치골이 제자리로 돌아오
는 소리일 뿐이다.

고관절에 특별한 통증을 느끼지 않는다고
해도 평소에 이 운동을 하면 균형 잡힌 엉덩이를 가질 수 있다.

## Check

불량한 자세로 인한 엉덩이 통증을 해소해 줄 뿐만 아니라 이 운동을 하면 자세교정 효과도 볼 수 있다.

## **58** 당기는 넓적다리 근육을 시원하게

# **골반 내밀어 기울이기** lunge and tilt

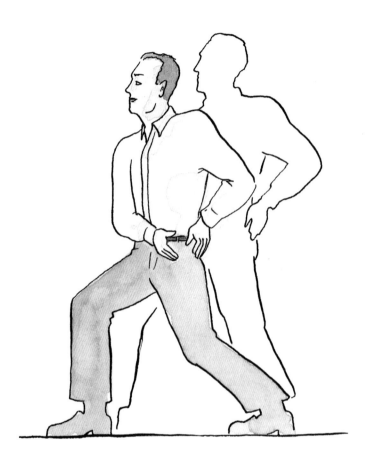

1. 왼쪽이 아프다면, 오른쪽 다리를 왼쪽 다리 앞 약 90cm되는 곳에 놓고 양발을 바닥에 딱 붙인다. 발가락은 모두 한방향을 향하게 한다.

2. 오른쪽 무릎의 위치가 발목 바로 앞으로 나오게 한다는 느낌으로 몸을 앞으로 내민다. 엉덩이는 뒤로 뺀다. 왼쪽 다리의 허벅지 앞부분이 스트레칭되는 것을 느낄 것이다.

3. 이 자세로 10까지 센다.

# Focus

앉은 자세는 흔히 엉덩이 앞쪽 근육군인 대퇴사두근과 고관절 굴곡근을 긴장시키며 당기게 만든다. 이 운동은 그런 근육들을 스트레칭한다. 평소에 앉아 있는 시간이 길다면 중간중간 휴식시간을 갖고 자리에서 일어나 이 운동을 하는 것이 좋다. 통증을 해소할 뿐 아니라 예방할 수 있다.

만일 이 운동으로 효과를 보지 못했다면 앉아서 하는 동작인 63번 운동을 해 본다.

## Check

장시간 앉아 있다 보면 엉덩이 주변과 넓적다리에 묵직한 통증이 느껴질 것이다. 이 운동은 그러한 통증을 말끔하게 없애 준다.

# 선 자세로 한쪽 무릎 가슴까지 끌어올리기

standing one knee to chest

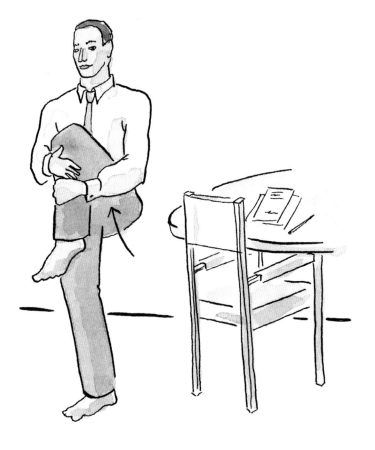

1. 왼쪽 엉덩이가 아프다면 선 자세로 왼쪽 무릎을 구부려서 가슴까지 끌어올린다.

2. 양손을 올린 무릎의 밑에 대고 올린 무릎을 가슴 쪽으로 끌어당겨 압박한다.

3. 이 자세로 10까지 센다.

## Focus

이 동작은 엉덩이 근육인 둔근뿐 아니라 고관절 주변의 연골을 스트레칭하는 효과가 있기 때문에 통증을 시원하고 개운하게 해소해 준다. 뿐만 아니라 한 쪽 발로 체중을 지탱해야 하므로 발목의 힘도 더불어 키울 수 있다.

## Check

이 운동은 엉덩이 주변을 시원하게 풀어줄 뿐 아니라 유연성도 함께 길러 준다.

# **60** 엉덩이에 탄탄한 탄력을

## **앉아 있는 재단사** sitting tailor

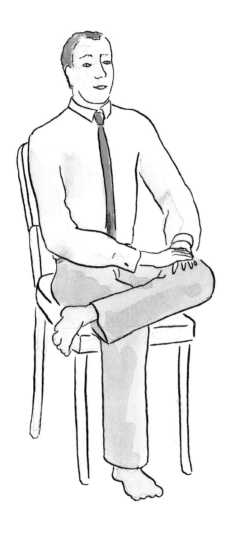

1. 똑바로 앉아서 아픈 쪽 발목을 다른 쪽 무릎 위에 올려 놓는다.

2. 두 손으로 무릎 꼭대기를 누르고 10까지 센다.

### **Focus**

재단사가 앉아 있는 모습을 본 적이 있는 가? 재단사는 일을 하면서 한 쪽 발목을 다른 쪽 무릎 위에 올려 놓고 있을 때가 많다. 그래서 이 자세의 두 가지 변형동작에 '재단사'라는 이름을 붙였다(두 번째 재단사 동작은 65번에 있는데, 누워서 하는 운동이다). 두 동작 모두 고관절을 열어 주고 회전근을 스트레칭하여 관절운동의 범위를 확대시키고 그 부분의 혈액순환을 매우 좋게 한다.

## Check

고관절 주변 근육을 유연하고 강하게 만드는 이 운동은 엉덩이를 탄탄하게 만들어 주고 충격을 잘 흡수할 수 있는 고관절을 만들어 준다.

앉아서도 할 수 있는 고관절 운동

직장이나 자동차, 또는 극장 안에 있어서 어쩔 수 없이 앉아 있어야 할 때 고관절에 통증이 오면 60번과 61번, 62번 운동을 하면 된다. 꼼짝없이 자리에 앉아 있어야 하는 회의에 참석했을 때도 마찬가지다. 브릴운동의 장점은 통증이 발생했을 때 그 자리에서 즉석으로 해결할 수 있다는 것이다. 더구나 이 운동은 다른 사람의 시선을 의식하지 않아도 될 정도로 동작이 크지 않으므로 수월하게 실시할 수 있다. 이제 자리를 떠나지 않고서도 언제든지 통증을 물리칠 수 있다.

# 앉은 자세로 이상근 스트레칭하기

seated piriformis stretch

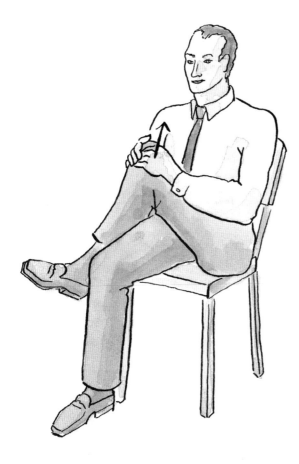

1. 똑바로 앉는다.

2. 왼쪽 엉덩이가 아프면 왼쪽 다리의 발목을 오른쪽 무릎 위에 올려놓는다.

3. 양손으로 왼쪽 무릎을 오른쪽 어깨 쪽으로 끌어당긴다.

4. 이 자세로 10까지 센다.

## Focus

이 변형동작은 다시 한 번 이상근을 늘여 주며 그 속을 통과하는 좌골신경에 가해지는 압박을 줄여 준다.

다리를 당겨 스트레칭할 때 주의할 점은 상체를 숙이지 않도록 해야 한다는 점이다. 무릎이 가슴에 닿게 하려고 상체를 움직이면 제대로 된 운동효과를 볼 수 없다.

앉아서 업무를 보다가 회장실에 가는 짬을 이용해서 이 운동을 할 수도 있다.

## Check

엉덩이가 욱신거리면서 무겁다고 느껴질 때 이 운동을 하면 가뿐해지는 것을 느낄 수 있다.

# 샷건 테크닉 shotgun technique

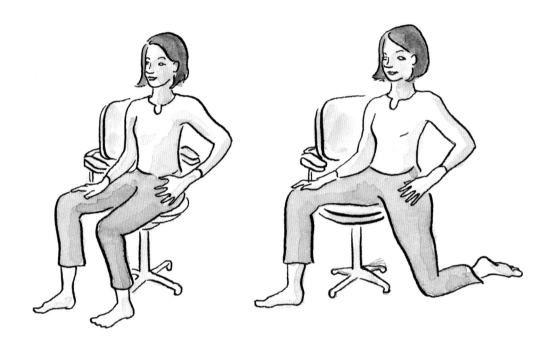

1. 두 다리를 약간 벌리고 의자 끝에 걸터앉는다.

2. 양손바닥을 무릎 바깥쪽에 대고 손의 힘에 저항하여 무릎을 바깥쪽으로 민다. 이 자세로 5까지 센다.

3. 왼쪽 팔꿈치를 왼쪽 허벅지 안쪽에 대고 왼쪽 손바닥은 오른쪽 무릎 위에 올려 놓는다.

4. 팔의 저항에 대항하여 두 다리를 안쪽으로 끌어당긴다. 5까지 센다.

## Focus

이 등척성 운동은 골반뼈가 적절한 정렬상태를 유지할 수 있도록 허벅지 안쪽 근육을 최대로 수축시키는 동작이다. 이 운동을 할 때 '딱' 하는 소리가 크게 나더라도 놀랄 필요가 없다. 이는 골반뼈가 제자리로 돌아가는 소리이며 '샷건'이라는 이 운동의 이름이 암시하는 대로 오히려 기다려야 하는 소리다. 골반뼈가 제대로 정렬되어 있지 않다면 이 운동으로 골반뼈를 제자리로 옮겨 놓을 수 있다.

## Check

걸을 때 발걸음이 무겁다면 이 운동으로 효과를 볼 수 있다. 이 동작은 힘차게 걸을 수 있도록 만들어 주며 걸을 때 통증을 느끼지 않게 해 준다.

# 앉아서 골반 내밀기 seated lunge

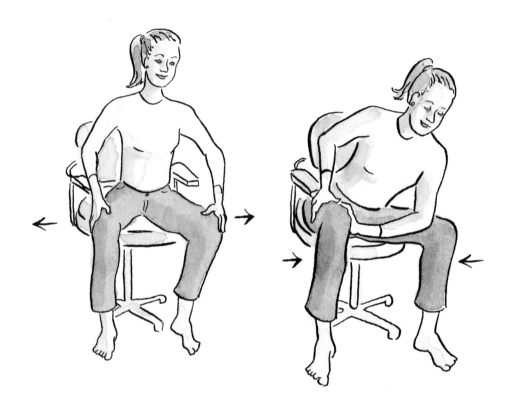

1. 의자 가장자리 쪽을 향해 옆으로 비껴 앉는다. 오른쪽 엉덩이는 의자 위에 오게 하고, 왼쪽 엉덩이는 의자 밖으로 살짝 나가게 한다.

2. 왼쪽 다리를 바닥 쪽으로 차츰 낮춰가면서 무릎을 구부려 바닥에 닿게 한다. 왼다리를 뒤쪽으로 최대한 뻗는다.

3. 골반을 기울여 엉덩이를 몸의 뒤쪽으로 뺀다. 이 자세로 10까지 센다.

4. 오른쪽 다리도 똑같이 되풀이한다.

# Focus

이 운동은 고관절 앞쪽 근육인 대퇴사두근의 당김을 해소한다. 엉덩이 부분과 넓적다리가 시원하게 스트레칭되는 것을 느낄 수 있을 것이다.

이 운동을 할 때 주의할 점은 의자의 높이가 지나치게 높지 않아야 한다는 것이다. 평소 사용하는 의자의 높이는 편안하게 앉았을 때 발바닥이 바닥에 자연스럽게 닿는 정도가 좋은데, 이 운동을 할 때도 그 정도 높이의 의자를 사용해야 한다.

## Check

엉덩이와 넓적다리에 당기는 것 같은 통증이 있다면 이 운동으로 해소할 수 있다. 하체가 개운하고 가뿐해지는 것을 느낄 수 있을 것이다.

# **64** 흐물흐물한 허벅지에 탄력을

# 누워서 허벅지 안쪽 스트레칭하기
lying inner thigh stretch

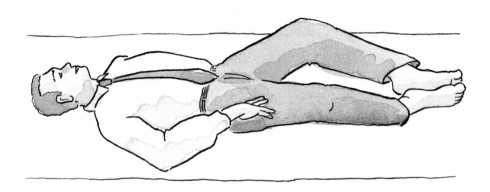

1. 등을 바닥에 대고 누워 양쪽 무릎을 구부리고 양발바닥은 바닥에 붙인다.

2. 양 무릎을 벌려 발바닥끼리 붙인다. 이때 무릎은 최대한 바닥 쪽으로 붙인다. 허벅지 안쪽이 효과적으로 스트레칭된다. 더 강하게 스트레칭하기 위해서 두 손으로 양쪽 허벅지를 부드럽게 눌러서 무릎 사이를 더 벌리도록 한다.

3. 이 자세로 10까지 센다.


## **Focus**

이 운동은 허벅지의 통증을 해소해 주는 것과 동시에 허벅지를 탄탄하게 만들어 준다.

허벅지에 힘이 없다고 느낄 때 이 운동을 하면 활력을 되찾을 수 있으며 탄력 있는 다리를 만들 수 있다. 또한 걸음걸이도 훨씬 좋아질 것이다.


## **Check**

허벅지 안쪽의 근육은 거의 한 쪽 방향으로만 움직이기 때문에 통증이 생기기 쉽고 균형이 무너지기 쉽다. 이 운동으로 통증도 해소하고 허벅지의 곡선도 아름답게 만들 수 있다.

# **65** 묵직한 엉덩이를 가볍게

# 누워 있는 재단사 reclining tailor

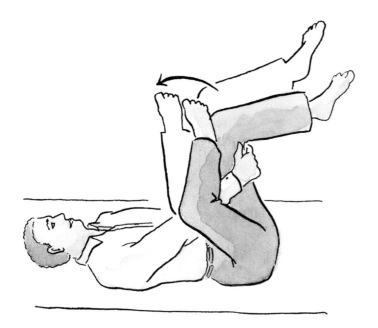

1. 등을 바닥에 대고 누워 왼쪽 다리를 세운다. 오른쪽 발목이 왼쪽 무릎에 닿게 한다.

2. 양손을 왼쪽 허벅지 밑에서 맞잡고 무릎이 가슴에 올 때까지 끌어당긴다.

3. 이 자세로 10까지 센다.

4. 왼쪽 발목을 오른쪽 무릎 위에 올려 놓고 위의 동작을 되풀이한다.

## Focus

　이 동작은 엉덩이를 필요한 만큼 충분히 스트레칭할 수 있으며 원한다면 텔레비전을 시청하면서도 할 수 있다. 텔레비전을 보면서 멍하니 아무것도 하지 않고 있는 것보다 이 운동을 하면서 텔레비전을 시청한다면 시간을 더욱 효율적으로 사용할 수 있을 것이다.

　생각을 전환시키면 운동을 할 수 있는 자투리 시간은 참 많다. 시간이 없다고 핑계를 댈 것이 아니라 활용할 수 있는 자투리 시간을 찾아내 운동하는 데 활용하도록 하자.

## Check

이 동작은 엉덩이에서부터 넓적다리로 이어지는 근육을 시원하게 풀어 주는 동시에 허리 유연성을 기르는 효과도 준다.

# 누워서 한 쪽 무릎 가슴까지 끌어올리기
lying one knee to chest

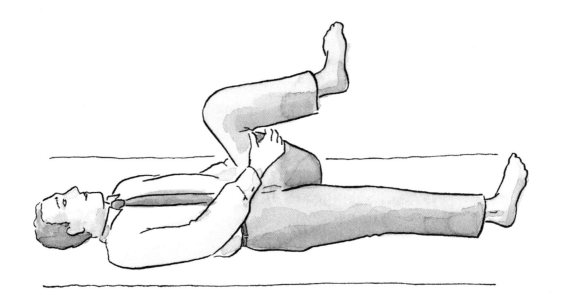

1. 등을 바닥에 대고 눕는다. 오른쪽 다리는 쭉 뻗어서 바닥에 붙이고 왼쪽 무릎을 구부려서 가슴 쪽으로 똑바로 끌어올린다.

2. 양손을 구부린 무릎 뒤에서 맞잡고 그 무릎을 부드럽게 가슴까지 끌어올린다. 가능하면 가슴에 붙이도록 한다.

3. 이 자세로 10까지 센다.

4. 왼쪽 다리와 오른쪽 무릎에 되풀이한다.


이 동작을 하면서 서혜부에 조이는 듯한 느낌이 든다면 그것은 고관절에 퇴행성변화가 일어났다는 신호다. 2주일 동안 이 운동을 하고 난 후에도 그 조이는 듯한 통증이 가라앉지 않는다면 의사나 물리치료사에게 상담을 하는 것이 좋다. 고관절에 수기치료<sup>hands-on mobilization</sup>가 필요할지도 모른다. 치료사는 대퇴골이 그 소켓에 잘 맞춰질 수 있도록 고관절 주위의 근육을 스트레칭하고 강화시켜 줄 것이다.

## Focus

이 운동은 둔근뿐 아니라 고관절 주위의 연골도 함께 스트레칭할 수 있는 동작이다. 엉덩이가 쑤신다면 이 운동을 통해 통증을 시원하게 해소할 수 있다. 그리고 엉덩이를 따라 허벅지까지 내려오는 연결 근육도 함께 스트레칭해 주기 때문에 통증으로 걷기가 어려운 상태에 있는 사람에게도 아주 좋은 운동이다.

### Check

엉덩이 쪽의 근육에 무력감이 느껴질 때 이 운동을 하면 통증을 치료할 수 있고 활력을 되찾을 수 있다.

# 누워서 이상근 스트레칭하기 lying piriformis stretch

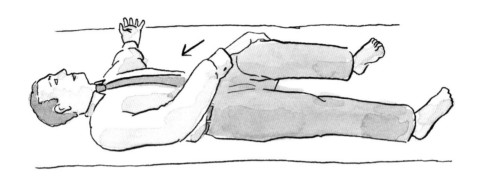

1. 등을 바닥에 대고 눕는다. 왼쪽이 아프다면 오른쪽 다리는 쭉 펴서 바닥에 붙이고 왼쪽 무릎은 들어 몸 쪽으로 구부린다.

2. 오른손을 이용하여 구부린 왼쪽 무릎을 오른쪽 어깨 방향으로 잡아당긴다.

3. 이 자세로 10까지 센다.

## Focus

이 운동은 이상근을 적절하게 신장시킴으로써 고관절과 엉덩이의 불편을 해소한다. 걷는 것이 힘든 사람들은 이 동작으로 도움을 받을 수 있다.

이 동작을 양쪽에 시행할 때 어느 한 쪽에 시행하는 것이 더 어렵게 느껴질 수 있는데, 이는 그 부분의 관절과 근육이 더 많이 굳어져 있고 손상된 상태라는 것을 나타낸다.

## Check

발걸음이 무겁고 계단을 오르내리기 힘들다면 이 운동이 발걸음을 가볍게 해 주고 걸음걸이를 부드럽게 해 줄 것이다.

# **68** 엉덩이 곡선을 아름답게

## 옆으로 누워 고관절 돌리기-조개 모양
side lying hip rotations-the clam

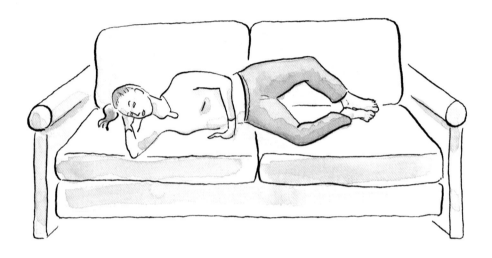

1. 오른쪽 몸을 바닥에 붙이고 누운 다음 오른팔을 구부려서 손으로 머리를 받친다.

2. 왼쪽 팔꿈치를 세우고 손바닥을 바닥에 댄다. 팔에 힘을 줘서 전완부로 골반을 지탱한다.

3. 왼쪽 다리를 오른쪽 다리 위에 놓고 무릎을 구부려 몸통과 왼쪽 다리가 90°를 이루게 한다.

4. 발목끼리 서로 누르게 한 상태에서 왼쪽 무릎을 올렸다 내린다. 이를 10회 반복한다.

5. 돌아누워 왼쪽도 되풀이한다.

## **Focus**

이 운동은 골반 측면에서 고관절까지 붙어 있는 중둔근을 강화하는 훌륭한 방법이다. 중둔근을 강화하면 엉덩이가 보기 좋은 모양으로 다듬어진다. 중둔근이 약하면 엉덩이가 늘어져서 걸을 때 어기적거리게 된다.

흔히 'hip-up'이라는 말을 많이 쓰는데, 아름답게 올라간 엉덩이는 보기에 좋을 뿐 아니라 건강하다는 증거이기도 하다.

## Check

이 동작은 엉덩이를 아름다운 모양으로 다듬어주며 고관절의 골다공증도 예방해 준다. 통증을 해소하는 것 뿐 아니라, 탄력 있고 아름다운 엉덩이를 원한다면 이 동작을 시행하도록 한다.

# 69 콕콕 쑤시는 엉덩이를 개운하게

## 한쪽 편 코브라 one-sided cobra

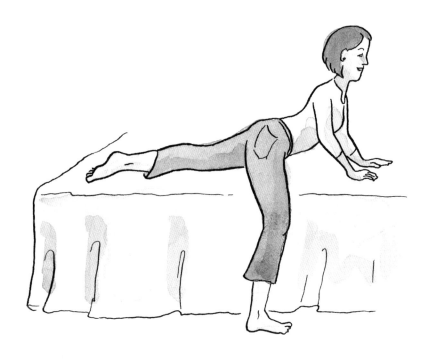

1. 아픈 쪽 몸이 침대 모서리 바로 옆에 가도록 하고 침대에 엎드린다. 양팔을 구부려 손바닥을 어깨 밑에 넣는다.

2. 아픈 다리를 침대 바깥으로 내려뜨린다. 내려뜨린 쪽의 발바닥을 바닥에 단단히 대고 무릎을 약간 구부린다.

3. 팔꿈치에 의지해서 몸을 올린다. 이때 팔꿈치를 완전히 다 펴지 않도록 조심하면서 올렸다 내렸다 10회 반복한다.

# Focus

엉덩이가 묵직해서 일어나 활동하는 것이 괴로울 때 이 운동을 하면 엉덩이와 그 밑 연결 근육에 활력을 줄 수 있다.

이 운동은 엉덩이가 욱신거리는 증상을 효과적으로 제압하며 허리의 근력을 향상시키는 효과도 지니고 있다.

침대를 이용해야 하는 운동이니 만큼 아침에 일어났을 때나 잠자리에 들기 전에 시행하는 것이 좋다.

## Check

한 쪽 엉덩이에만 통증이 있다면 이 동작으로 탁월한 효과를 볼 수 있다. 그렇지만 이 동작 역시 양쪽 모두에 시행해야 한다는 기본 원칙을 지켜 시행하도록 한다.

# 엎드려서 다리 말기-엉덩이 차기

prone leg curl-kick some butt

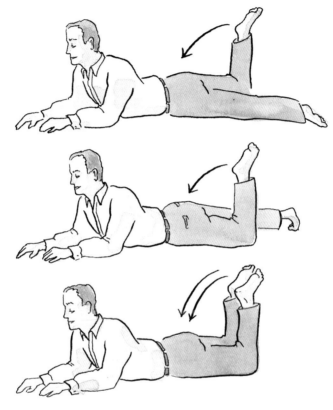

1. 배를 바닥에 깔고 엎드려서 두 다리를 가지런히 쭉 뻗는다. 팔을 굽혀 손바닥부터 팔꿈치까지를 바닥에 붙인다. 상체를 천천히 세운다.

2. 오른쪽 무릎을 구부리고 발뒤꿈치로 엉덩이를 차는 것처럼 해 본다.

3. 5회 반복하고 다리를 내린다.

4. 왼쪽 무릎을 구부리고 똑같은 동작을 5회 실시한다.

5. 양쪽 무릎을 서로 붙인 후 구부려서 양발 뒤꿈치로 동시에 엉덩이를 차는 것처럼 해 본다. 10회 반복한다.

## Focus

고관절의 굴곡근은 장시간 앉아 있으면 긴장하기 쉬운데, 이 운동은 굴곡근을 스트레칭하기에 아주 좋은 운동이다. 고관절 후면의 근육을 강화하는 동시에 고관절 전면의 근육을 스트레칭해 준다.

대퇴사두근은 고관절 앞쪽 아래에 있는 근육인데, 이를 스트레칭하면 고관절 통증을 예방할 수 있다.

## Check

하체가 묵직하게 느껴질 때 이 운동을 하면 좋다. 이 운동을 하면 허벅다리가 아주 많이 스트레칭되는 것을 느낄 것이다. 복부가 당겨지는 것을 느낄 수도 있다.

# **71** 엉덩이를 탱탱하고 건강하게

## **발뒤꿈치 맞부딪기** heel beats

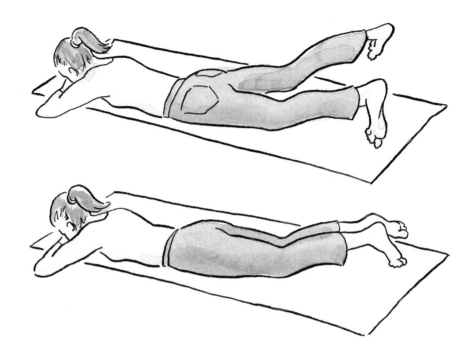

1. 배를 바닥에 깔고 엎드린 다음 양손바닥을 바닥에 붙인 다음 이마를 그 위에 댄다. 두 다리를 어깨넓이보다 조금 더 벌려서 뒤로 쭉 뻗는다. 이 자세가 어려우면 복부 밑에 베개를 넣어 본다.

2. 허벅다리는 바닥에 붙이고 무릎 아랫부분을 바닥에서 약 8cm 이상 위로 들어올린다. 이때 발목을 구부려서 발과 바닥이 90°를 이루게 한다.

3. 두 다리를 재빨리 벌렸다가 붙인다. 양발을 어깨넓이만큼 벌렸다 붙여서 양발 뒤꿈치가 서로 맞부딪히게 한다.

4. 10회 반복한다. 동작을 하는 동안 내내 발바닥은 바깥을 향하게 하고 발과 바닥이 90°를 유지하게 한다.

# Focus

이 빠른 동작으로 중둔근만 따로 스트레칭하고 강화시킬 수 있다. 이 운동의 관건은 다리를 재빨리 움직이는 것인데 빠른 속력을 이용해서 원하는 부위에 운동효과를 줄 수 있다.

이 운동을 통해 중둔근이 강화되는데, 이로써 엉덩이를 탄탄하게 만들 수 있다.

## Check

이 운동은 엉덩이 통증을 해소할 뿐 아니라 미용효과도 함께 누릴 수 있도록 한다. 이 운동을 할 때 주의할 점은 발의 각도를 바닥과 90°로 유지해야 한다는 것이다. 그렇게 하지 않을 경우 원하는 운동효과를 볼 수 없다.

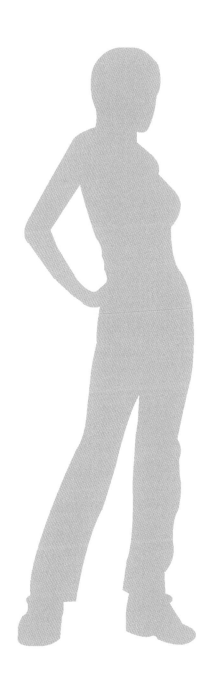

무릎과 관련해서 혹시 이런 경험을 해 본 적이 있는가? 허겁지겁 사무실에 출근해서 마감시일에 맞추려고 거의 쉴 틈도 없이 계속 책상머리에 붙어 앉아 있다가 그 긴 하루의 일과를 끝내고 드디어 집에 간다는 흥분에 들떠 주차장으로 가기 위해 계단을 내려가는데, 갑자기 무릎 주위가 찌르는 듯이 아픈 거다!

많은 환자들이 '무릎이 갑작스레 아픈 적이 있다'는 얘기를 우울하게 털어놓곤 한다. 그러고는 "나는 아무 짓도 안 했단 말예요!"라고 당황해서 말한다. 하지만 그게 바로 무릎 통증의 원인일 때가 많다. 서 있거나, 앉아 있거나 움직이지 않고 가만히 있는 것은 근육에 불균형을 초래할 수 있다. 모든 관절, 특히 무릎관절은 움직이는 것을 좋아한다. 휘지도, 안짱다리도 아닌 완벽하게 건강한 무릎을 타고난 운 좋은 사람이라 할지라도 하루 종일 책상에 앉아 있다가 밤에는 텔레비전 앞에서 긴 시간을 보내는 생활을 하면 얼마든지 갑자기 무릎 통증이 찾아올 수 있고, 그래서 꼼짝할 수 없는 상황을 맞을 수도 있다.

무릎 통증을 호소하는 사람들은 대부분 계단을 내려갈 때 통증을 느꼈다고 말하는데, 오랜 시간 앉아 있을 때, 혹은 앉았다 일어설 때 무릎 통증을 경험했다는 사람들도 많다. 궁극적으로 이 모든 골칫거리는 관절이 움직이는 데 영향을 주는 무릎 주변의 근육이 불균형해졌기 때문에 발생한다.

무릎은 체중을 감당하는 관절이다. 경첩과 비슷하게 움직이지만, 약간의 회전운동도 가능한 복잡한 구조로 이루어져 있다. 무릎관절의 한 부분은 몸에서 가장 긴 뼈인 대퇴골(넓적다리뼈)과 경골(정강이뼈)로 이루어져 있다. 무릎관절의 또 다른 한 부분은 슬개골과 대퇴골로 이루어진다. 이러한 관절구조 덕분에 무릎은 가동범위가 넓다. 그렇기에 성큼성큼 걷다가도 발걸음을 멈추고 돌아서서 방향을 바꿀 수 있는 것이다. 즉 내회전과 외회전뿐 아니라 굴곡과 신전운동도 가능하다.

그러나 주변의 근육이 불균형해지면 무릎관절이 회전축에서 벗어날 수 있다. 관절이 미끄러지듯 부드럽게 움직이거나 회전할 수도 없다. 뼈끼리 마찰이 일어나고, 관절을 보호하는 연골이 닳아 고통스러울 수도 있다. 관절 활액은 무릎관절을 매끄럽게 하고 마찰 없이 운동할 수 있게 해 주는 역할을 하는데, 연골이 닳으면 이를 충분히 만들어낼 수가 없다. 활액이 불충분하면 마찰이 일어나서 연골이 더 닳게 되고, 이 마모는 결국 관절염으로 발전한다.

무릎관절 주위에 있는 근육은 마치 시소와 같이 움직이는데, 이 모든 근육들의 한가운데에 무릎관절이 위치하고 있다. 만약 무릎이 손상되지 않았는데도 계속 아프다면 다음 3가지 형태의 근육 불균형 중에서 그 원인을 찾을 수 있을 것이다. 근육의 불균형은 주로 장시간 똑같은 자세를 유지할 때 발생한다.


## 1. 무릎과 고관절의 관계를 컨트롤하는 근육들 간의 불균형

여기에는 2개의 근육이 관여되어 있는데, 그중 하나는 대퇴근막장근으로, 고관절에서 무릎 측면으로 향하는 아주 길고 강력한 장경인대라는 힘줄을 가지고 있다. 또 다른 근육은 중둔근인데, 이는 장경인대와 상호작용을 해서 골반 및 경골의 움직임 속에서 대퇴골의 위치를 바르게 잡아주는 역할을 한다. 이 근육들이 서로 균형을 이루고 있으면 무릎 위에 있는 골반이 안정된다. 그러나 앞장에서 말했듯이 장경인대는 너무나 강하고 팽팽한 나머지 때때로 대퇴골을 안쪽으로 회전시켜 무릎관절의 움직임에 영향을 미친다. 만약 중둔근이 충분히 강화되지 않은 상태라면 몸을 움직일 때 무릎관절이 그 움직임을 따라가지 못하기 때문에 보행 시 어려움을 겪고 통증을 느끼게 된다(56번 운동 참조).

---

TIP

무릎은 여러 근육과 골격의 상호작용으로 움직이는데, 그 구조적 복잡성 때문에 그 만큼 문제가 발생하기 쉽다. 특히나 근육과 골격 간에 불균형이 발생할 때 통증이 생기는데, 장시간 서 있거나 앉아 있는 것 등 움직이지 않고 한 자세를 유지할 때 불균형이 생기기 쉽다.

이 브릴운동은 근육과 골격을 바로잡아 주기 때문에 불균형과 통증을 해소해 준다.

---

## 2. 넓적다리 뒤쪽에 있는 3개의 슬굴근 사이의 불균형

슬굴근은 고관절을 신전시키고 무릎을 굴곡시키는 역할을 한다.


## 3. 4개의 대퇴사두근 사이의 불균형

대퇴사두근은 무릎을 신전시키고 고관절을 굴곡시킨다. 이 근육은 무릎관절이 움직이는 동안 슬개골을 잡아당겨 슬개골이 적절한 곳에 위치하도록 해 준다. 넓적다리 안쪽 근육과 바깥쪽 근육 사이의 균형도 깨어질 수 있는데, 이러한 불균형은 슬개골 뒤에 있는 연골을 압박하는 동시에 슬개골의 움직임에 영향을 끼친다. X레이 검사를 해서 이런 변화가 포착되면 이를 '슬개골 연골연화증' 이라고 진단한다. 이 연골연화증은 걷거나 계단을 내려갈 때 통증을 느끼게 만든다.


근육의 불균형 외에 과신전hyper extension도 갑작스러운 무릎 통증의 원인이 될 수 있다. 서 있을 때 무릎을 지나치게 쭉 펴는 버릇이 있다면 그것이 슬개골을 대퇴골 안쪽으로 밀어넣는 작용을 할 수 있다. 그러면 슬개골 뒤의 예민한 연골 부분이 압박을 받을 수 있고 시간이 지나면서 연골의 영구적인 손상으로 이어져 관절염이 되기도 한다. 앞으로 소개되는 운동들은 근육을 재훈련시켜 뼈가 올바르게 정렬되도록 도와 무릎의 부담을 덜어 줄 것이다. 이 운동으로 '편안한 무릎'을 가질 수 있다.

통증은 자세를 바로잡아야 한다는 것을 상기시키는 일종의 신호다. 특정한 근육을 수축시키거나 스트레칭하면 무릎관절 주위에 있는 모든 근육의 길이가 정상으로 회복되어 갑작스러운 무릎 통증에서 즉각적으로 해방될 수 있다. 무릎에 통증을 느끼는 즉시 다음에 나오는 브릴운동 중 몇 가지를 사용해서 신속하고 효율적으로 대처하도록 하라. 그럼으로써 병적인 상황으로 진행되는 것을 막을 수 있을 것이다. 이 운동들은 관절의 움직임을 부드럽게 만들고 통증을 해소함으로써 관절 활액의 분비를 촉진한다.

무릎의 구조는 복잡하기 때문에 미묘한 어긋남에도 통증이 발생한다. 그리고 그 어긋남의 종류가 다양하기 때문에 정확한 원인을 찾기가 어렵다. 그러므로 원하는 결과를 얻으려면 이 장에 나오는 운동을 처음부터 차례로 해 보기를 권한다.

여기 나오는 운동들을 한 뒤에는 하지강화운동을 철저히 하기 바란다. 강화훈련은 관절의 건강을 최상의 상태로 유지해준다. 《코어 프로그램》 고급코어 편을 따라 해 보라. 고급코어 운동은 다리를 강하고 유연하게 만들어 준다.

---

### 인대도 스트레스를 받는다

십자인대는 무릎의 안정성과 연관이 있는데 대퇴사두근과 슬굴근이 균형을 이루고 있을 때, 그리고 관절이 정상적으로 움직일 때 제 기능을 충분히 수행할 수 있다. 특히 무릎관절의 바로 뒤에서 십자 모양으로 교차되는 밧줄 모양의 조직, 전방십자인대의 경우가 그러하다. 그러나 근육의 불균형과 그로 인한 관절의 부정렬상태는 때때로 인대에 심한 스트레스를 줄 수 있다. 특히 강도 높은 충돌이나 갑작스러운 방향전환이 많은 스포츠를 하면 그런 일이 많이 발생한다. 스키선수나 축구선수, 농구선수들은 종종 전방십자인대 손상으로 고생을 하는데, 전방십자인대가 찢어지는 일은 남자선수들보다 여자선수들에게 15배나 많다.

# **72** 시큰거리는 무릎을 튼튼하게

## **스퀴즈 앤 스텝** squeeze and step

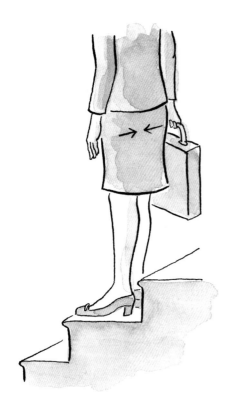

1. 계단을 내려가다가 무릎 통증이 느껴지면 한 계단에서 두 발을 동시에 멈춘다.

2. 엉덩이를 꽉 조이고 10까지 센다.

3. 그래도 아프면 엉덩이를 꽉 조인 상태로 남은 계단을 내려간다.

### **Focus**

무릎 통증은 비교적 흔한 증상인데 특히 계단을 오른 내릴 때 자기도 모르게 '아야'라고 소리를 지르게 될 때도 있다. 계단을 내려가다가 무릎 통증을 경험한 적이 있다면 바로 이 운동을 실시한다.

이 운동은 상당히 간단하며, 언뜻 보기에는 무릎과는 아무 상관도 없는 동작인 것처럼 보인다. 그렇지만 이 운동은 중둔근을 강화하고 대퇴골을 회전시켜 슬개골이 제 위치에서 움직일 수 있도록 해 준다.

### **Check**

무릎은 체중이 많이 실리는 관절인데다가 계단을 내려갈 때는 무릎에 체중이 더 많이 실리기 때문에 통증이 생기기 쉽다. 이 운동은 무릎을 튼튼하게 해 준다.

# 서서 허벅지 앞쪽 스트레칭하기
standing front rhigh stretch

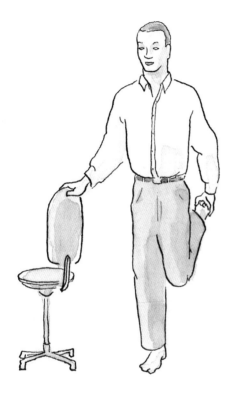

1. 균형을 잡기 위해 한 손으로 의자 등받이나 벽을 짚고 선다.

2. 왼쪽 무릎을 뒤로 구부려 발을 엉덩이 쪽으로 뻗는다.

3. 왼손으로 왼쪽 발을 잡고 엉덩이 쪽으로 천천히 당겨서 발뒤꿈치가 엉덩이에 닿게 해 본다. 이 자세로 10까지 센다.

4. 오른쪽에 똑같이 되풀이한다.

## Focus

이는 고관절과 무릎관절을 가로지는 대퇴사두근을 스트레칭하는 데 좋은 운동이다. 오랜 시간 앉아 있으면 대퇴사두근이 긴장되기 쉽기 때문에 장시간 앉아 있는 일이 잦다면 이 운동을 해 본다.

넓적다리가 시원하고 개운해지는 것을 느끼는 동시에 무릎이 강화된다.

## Check

장기간 앉아 있으면 다리가 붓는 듯한 느낌이 들기도 하고, 갑자기 일어날 때 무릎에 통증을 느끼기도 한다. 이 운동은 통증을 해소시켜 주고 잠재되어 있는 통증을 예방해 준다.

# **74** 묵직한 하체를 날아갈 듯 가뿐하게

# **슬굴근 스트레칭** hamstring stretch

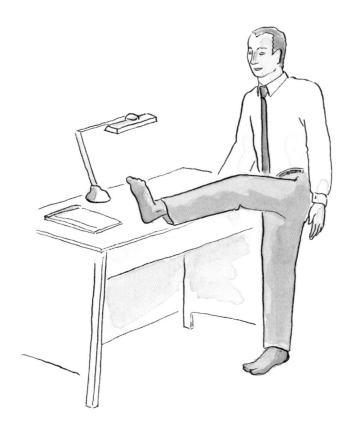

1. 왼쪽 다리를 올려서 종아리를 책상과 같은 편평한 표면에 댄다. 다리를 펴되 완전히 쫙 펴지는 않는다.

2. 등을 똑바로 편 다음 몸을 앞으로 기울여 가슴을 가능한 한 다리에 붙인다.

3. 이 자세로 10까지 센다.

4. 오른쪽 다리도 똑같이 되풀이한다.

## **Focus**

좌골신경은 5개의 요추신경근에서 출발하는데 서로 합쳐져 엉덩이를 지나 양쪽 다리로 내려간다. 좌골신경은 몸에서 가장 큰 신경으로, 고관절을 신전시키고 무릎을 굴곡시키는 슬굴근을 지나간다. 신경근이 압박을 받을 때 이 운동을 해서 스트레칭하면 풀어진다. 하체가 가뿐해지면서 다리가 시원하게 풀리는 느낌을 받을 수 있다. 더구나 이 운동으로 등과 허리의 유연성을 기를 수도 있다.

## **Check**

오랜 시간 앉아 있다 보면 하체가 묵직하고 뻣뻣해지는 느낌을 받을 수 있다. 잠깐씩 짬을 내서 이 운동을 하면 하체가 훨씬 가뿐해지는 것을 느낄 수 있다.

# **75** 불안정한 무릎에 강력한 힘을

## **슬굴근 말아올리기** active hamstring curls

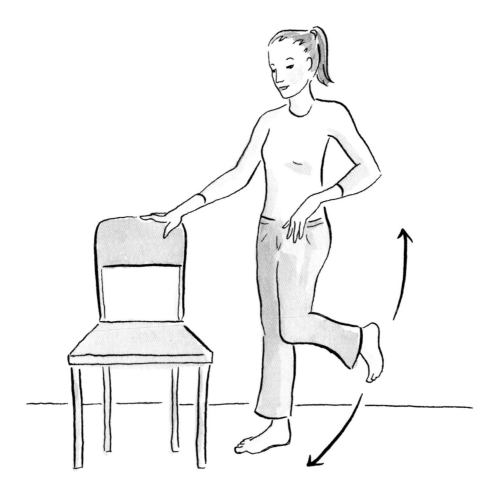

1. 균형을 잡기 위해 의자 위쪽을 잡거나 손으로 벽을 짚고 선다.

2. 왼쪽 무릎을 구부리고 무릎에서 발목까지의 다리 아랫부분이 바닥과 평행이 될 때까지 발뒤꿈치를 엉덩이 쪽으로 올린다.

3. 발을 올렸다 내렸다 한다. 엉덩이 쪽으로 올렸다가 다시 아래로 내리기를 10회 반복한다.

4. 오른쪽 다리도 똑같이 되풀이한다.

## Focus

허벅지 뒤쪽의 근육은 무릎을 안정시키는 역할을 하는데 이 동작은 그 근육을 강화한다. 슬굴근을 강화시키면 경골이 대퇴골 앞쪽으로 미끄러지는 것을 예방할 수 있기 때문에 전방십자인대의 기능을 지원하고 보강하기도 한다.

## Check

무릎을 지지하는 근육들을 강화하면 무릎 통증을 해소할 수 있다. 또한 이 운동은 무릎을 강화하기 때문에 쉽사리 통증을 느끼지 않도록 해 준다.

# **76** 뻣뻣한 다리를 부드럽게

# 깊숙이 쭈그려 앉기 deep squat

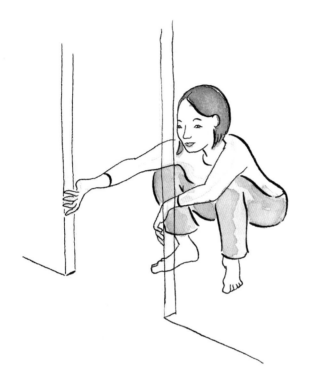

1. 팔을 어깨 높이로 해서 문틀 안쪽을 잡는다. 양발은 약간 몸 바깥쪽을 향하게 해서 어깨 넓이보다 조금 더 벌린다. 양 무릎은 첫 번째·두 번째 발가락 사이와 일직선을 이루도록 위치를 조절한다.

2. 문틀을 잡은 양손을 부드럽게 천천히 내리면서 가능한 한 낮게 쭈그려 앉는다. 양발뒤꿈치는 바닥에 반드시 붙인다.

3. 이 자세로 10까지 센다.

## **Focus**

이 운동을 많이 하면 발을 바닥에 붙이고도 힘들이지 않고 쭈그려 앉을 수 있게 된다. 무릎에 문제가 있는 사람들은 보통 발바닥을 땅에 붙이고 쪼그려 앉기가 힘든데, 이 동작으로 이를 해결할 수 있다.

이 자세는 고관절과 무릎, 발목 주변의 근육을 스트레칭해서 유연성을 길러 준다. 반복해서 이 동작을 행하면 다리가 전반적으로 부드러워지는 것을 느낄 것이다.

## Check ───────

무릎이 부실하면 쪼그려 앉는 것이 힘들어진다. 쪼그려 앉을 때 견딜 수 없이 무릎이 아프다면 이 운동으로 다리의 유연성과 근력을 기르도록 한다.

# **77** 시큰거리는 무릎을 부드럽게

# 주물러 움직이기 knead and mobilize

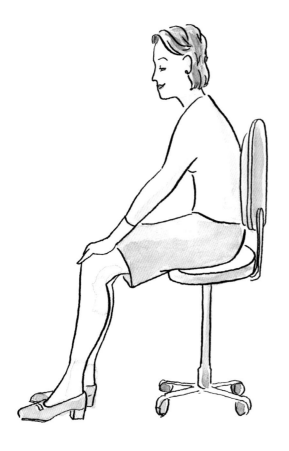

1. 양발을 바닥에 붙이고 의자에 앉는다.

2. 양손바닥을 무릎 위에 가만히 놓는다.

3. 연부조직을 몸 안쪽으로 부드럽게 돌려 움직여 준다. 5까지 센다. 바깥쪽으로도 마찬가지로 5까지 세며 돌려 준다.

## Focus

이 동작은 슬개골의 긴장을 풀어주는 자가 마사지 동작이다. 손을 이용한 마사지는 좀 더 용이하게 근육과 관절의 긴장을 풀 수 있도록 도와준다. 단순히 주무르는 것은 일시적인 효과에 머무르지만 이 운동처럼 골격 자체를 움직여 주면 근본적인 치료효과를 볼 수 있다.

이 동작은 무릎이 정상적으로 움직일 수 있도록 하고, 무릎 주변의 힘줄이 좀 더 효과적으로 수축하거나 이완되도록 돕는다.

## Check

스트레칭 운동으로 근육과 무릎관절에 강한 활력을 주는 것도 좋지만 때로 부드럽게 마사지해 주면 시큰거림이 훨씬 줄어드는 것을 느낄 수 있다. 아주 간단한 동작이지만 무릎을 훨씬 부드럽게 해 준다.

# 발뒤꿈치 찍기 dig in your heels

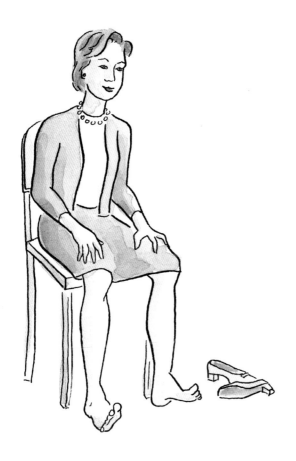

1. 양발을 바닥에 붙인다.

2. 발 앞부분을 들면서 발뒤꿈치로 바닥을 찍는다.

3. 이 자세로 10까지 센다.

## Focus

이 동작은 슬굴근에 등척성 운동을 행하여 무릎 뒷부분을 강화시킨다. 앉거나 걷거나 서 있거나, 대부분의 활동을 할 때 발바닥은 항상 바닥 쪽을 향하고 있기 마련인데 이 운동은 발바닥을 그 반대방향으로 움직여 줌으로써 무릎을 강화한다.

## Check

무릎이 시큰하게 아플 때 하면 좋은 이 운동은 발목도 함께 강화시켜 준다. 이 운동을 하면서 발목을 돌려 발 앞부분의 방향을 몸 바깥쪽으로, 몸 안쪽으로 바꿔 가면서 행하면 발목과 무릎을 더 효과적으로 강화시킬 수 있다.

# 앉아서 등척성 운동으로 무릎 뻗기

seated isometric knee extension

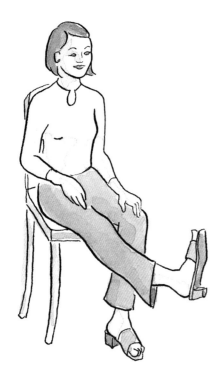

1. 의자에 등을 대고 앉는다.

2. 아픈 쪽 다리를 쭉 뻗어 들어올린다. 이때 발가락은 발등 쪽으로 구부린다. 허벅지 뒤쪽은 의자 위에서 떨어지지 않도록 한다.

3. 허벅지를 단단히 조이고 10까지 센다.

## Focus

이 동작은 대퇴사두근을 활성화하여 슬개골이 가장 적절한 위치에 놓일 수 있도록 해 준다. 다리 전체를 쭉 펴주는 이 운동은 무릎을 강화시키는 동시에 다리를 예쁘게 만들어 준다.

운동을 하는 10초 동안 처음에는 발목을 따라 종아리 부분이 스트레칭되는 것이 느껴지다가 점점 윗부분이 스트레칭 되는 것을 느낄 수 있다. 이로써 다리 전체를 스트레칭해 주고 슬개골의 위치를 바르게 잡아 준다.

## Check

다리에 힘이 풀려서 도저히 일어날 수도 없을 만큼 무력감이 든다면 이 운동으로 활력을 되찾을 수 있다. 다리 전체에 힘이 넘치는 체험을 할 수 있을 것이다.

## 80 뻣뻣하게 굳은 무릎을 부드럽게

# 발길질하고 내리기 kick and drop

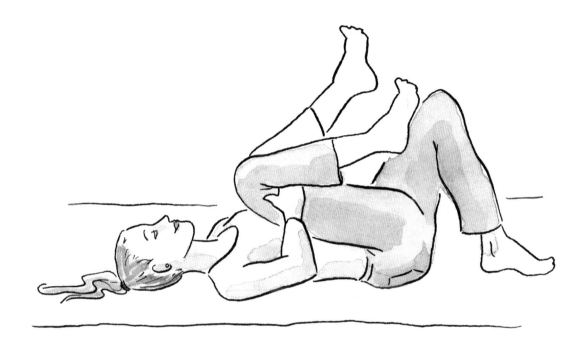

1. 등을 바닥에 붙이고 누워 무릎을 굽힌다.

2. 양손을 아픈 쪽 허벅지 뒤로 가져가 구부린 무릎을 감싸 안고 다리를 가슴 쪽으로 부드럽게 끌어당긴다.

3. 무릎이 최대한 가슴 가까이에 왔을 때 다리를 뻗었다가(발길질) 다시 굽힌다(내리기). 10회 반복한다.

# Focus

이 동작은 중력의 도움을 받아 무릎을 완전히 구부리는 동작으로 무릎관절의 가동범위를 최대화한다. 아픈 무릎의 가동성을 좋게 할 뿐만 아니라 슬굴근도 함께 스트레칭해 준다. 허공에 대고 발길질을 하는 이 동작은 다리를 매우 빠르게 움직이게 되므로 무릎을 강화할 수 있으며 다리의 근력도 함께 키울 수 있다.

## Check

무릎을 잘 굽힐 수 없을 때 이 운동을 하면 무릎의 가동성을 회복할 수 있다. 또한 이 동작은 무릎에 자극을 주기 때문에 강화효과도 볼 수 있다.

# 고관절 굴곡근 스트레칭 hip flexor stretch

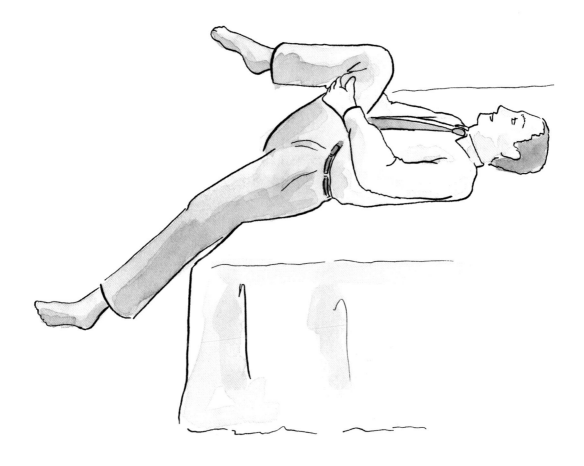

1. 침대 모서리나 평편한 테이블 위에 등을 대고 눕는다. 아픈 다리의 허벅지까지는 침대 바닥에 닿도록 하고 장딴지부터는 침대 밖으로 늘어뜨린다. 아프지 않은 쪽의 무릎을 굽혀 다리를 가슴까지 끌어올린다.

2. 이때 허벅지 안쪽이 스트레칭된다. 스트레칭하는 동안 편 다리가 몸 바깥쪽으로 이동하면 다시 몸 안쪽으로 끌어온다. 등은 바닥에 붙인 상태를 유지한다. 등이 아치 모양으로 구부러지지 않도록 주의한다.

3. 이 자세로 10까지 센다.

고관절 굴곡근이 긴장되어 있으면 한 쪽 다리를 계속 바닥에 붙이고 있기가 어렵다. 계속 붙이고 있는 것이 가능해질 때까지 매일 이 운동을 실시한다.

## Focus

이 운동은 한 쪽 고관절이 손상됐을 때 고관절 굴곡근과 장경인대를 쉽게 스트레칭하는 방법이다. 대퇴직근은 고관절과 무릎관절을 가로지르는 고관절 굴곡근 중 하나인데, 이 근육은 고관절과 무릎이 정상적인 기능을 수행할 수 있도록 하는 데 중요한 역할을 수행한다. 그러므로 고관절 굴곡근 스트레칭은 무릎뿐 아니라 고관절에도 좋은 운동이다.

### Check

이 운동은 하체를 유연하고 튼튼하게 만들어 주기 때문에, 다리를 움직이는 것이 불편할 때 이 운동을 하면 효과를 볼 수 있다.

# 다리 펴서 비스듬히 올리기 diagonal straight-leg lift

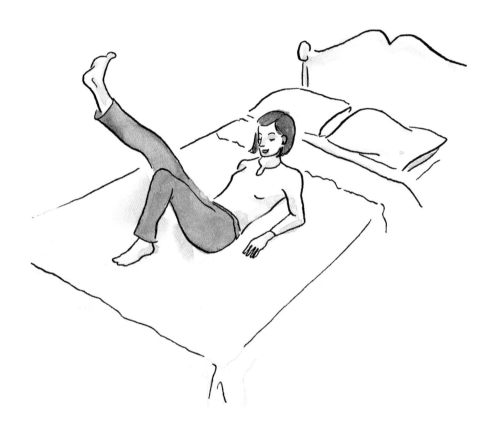

1. 드러누운 자세에서 양팔꿈치로 몸을 받쳐 상체를 일으킨다. 두 다리를 침대나 바닥에 쭉 뻗는다.

2. 아프지 않은 쪽 무릎을 구부려 발바닥을 바닥에 붙인다.

3. 아픈 쪽의 무릎도 구부린다. 이때 발꿈치는 바닥에 두고 발 앞부분만 들어올려 발바닥이 다리와 약 90°를 이루게 만든다. 그 다리를 쭉 뻗어서 위로 올린다. 발뒤꿈치가 구부린 다른 쪽 무릎과 수평이 될 때까지 비스듬히 몸 바깥쪽으로 올린다.

4. 이 자세로 10까지 센다.

# Focus

이 운동은 한 쪽 무릎이 아플 때 하면 좋은 운동인데, 대퇴사두근의 안쪽 허벅지 부분(내측광근)을 활성화시킴으로써 무릎 통증을 빠르게 제압한다. 이 동작은 슬개골을 잡아주어 제자리를 찾게 한다.

이 운동의 포인트는 세번째 동작에 있는데, 발목을 위로 든 다음에 발을 뻗어 올리는 순서를 꼭 따라야 한다 다리를 든 다음에 발목을 구부리면 원하는 효과를 다 얻을 수 없다. 이 동작을 하면 무릎 위아래가 강하게 스트레칭되는 것을 느낄 수 있다.

## Check

이 운동은 무릎의 위치를 교정해 주기 때문에 무릎 통증에 탁월한 효과를 낸다.

# **83** 부실한 하체를 튼튼하고 탄탄하게
# 브릿징 bridging

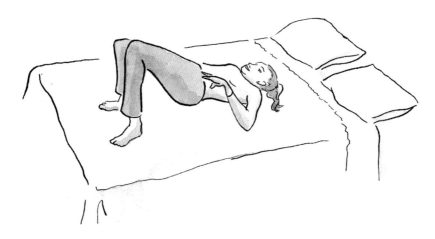

1. 바닥에 등을 대고 누워 양 무릎을 구부린다. 양손을 옆구리에 댄다.

2. 엉덩이를 바닥에서 될 수 있는 한 높이 올렸다가 내린다.

3. 10회 반복한다.


## **Focus**

이 동작은 무릎관절을 지지하는 근육 중에서도 중둔근과 슬굴근을 다듬어주는 운동이다. 하체가 부실해서 움직이는 것이 힘들다면 이 운동으로 건강한 하체를 만들 수 있다.

엉덩이를 들어올리는 이 동작은 하체의 근육을 적절하게 긴장시켜 주기 때문에 탄력을 기를 수 있다. 또한 전반적으로 근력을 키워 주기 때문에 통증을 해소하고 예방하는 데 탁월한 효과를 보인다.

## **Check**

이 운동은 종아리·허벅지·엉덩이 등 하체 전체에 힘을 길러주는 운동이다. 또한 허리의 유연성도 기를 수 있다.

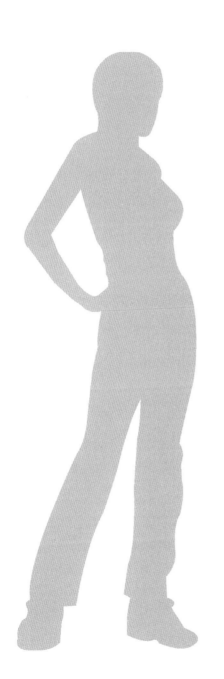

# 종아리 · 발목

갑자기 종아리에 심한 경련이 일어나서 옴짝달싹 못하는 일은 언제 어디서나 일어날 수 있다. 경련, 즉 쥐가 났는데도 중요한 회의 도중이라서 꼼짝도 못하고 그 자리에 앉아 있을 수밖에 없는 경우도 있다. 의자에 앉아 발을 꼼지락거려 봐야 나아지지도 않을 것 같고 회의가 끝날 때까지 이를 악물고 참는 수밖에 없다고 생각할 수도 있다.

때로는 편안히 잠을 자고 있는 도중에 아닌 밤중에 홍두깨처럼 갑자기 쥐가 날 수도 있다. 어떻게든 통증에서 벗어나 보려고 아픈 쪽 다리를 쭉 펴고 바닥을 디뎌 보지만 좀처럼 쉽게 나아지지가 않는다. 경련 때문에 단잠도 날아가 버리고 통증도 가라앉지 않으면 누구나 짜증이 나기 마련이다.

종아리에 통증이 일어나는 원인에는 여러 가지가 있다. 그중 가장 큰 원인은 운동부족인데, 운동부족이 혈액순환을 방해하기 때문이다. 또 탈수증도 한 원인이 될 수 있다. 근육의 70%는 물이기 때문에 신진대사가 원활하려면 수화작용hydration이 많이 필요하다. 하지만 액체라고 해서 모두 다 몸에 좋은 것은 아니다. 한 예로 커피는 사람들이 많이 마시는 음료 중의 하나인데, 커피에 함유되어 있는 카페인은 흥분작용을 하기 때문에 사람들이 잠들지 않고 일에 집중할 수 있도록 해 준다. 하지만 커피는 탈수효과를 내기 때문에 종아리 경련에 일조할 수도 있다. 자기가 탈수상태인지 아닌지 느끼지 못할 수도 있지만, 만약 변비가 있다면 그것은 지금 탈수증상이 있다는 징후다.

척추관 협착증에서 나타나는 '신경성 간헐적 파행'의 경우에도 종아리 통증이 나타날 수 있다. 이 신경성 간헐적 파행은 걸을 때 갑자기 통증이 왔다가도 쪼그려 앉으면 통증이 사라지는 특징을 갖는다. 이 상태가 여러 해에 걸쳐 지속되면, 걷는 데 심각한 지장을 받을 수 있으며 영영 굽은 자세로 굳어질 수 있다(척추를 건강하게 지키기 위해서는 43번~54번 운동을 한다).

그 다음으로 근육의 불균형 또한 종아리 통증을 유발할 수 있다. 종아리의 주요 근육은 무릎과 발목의 두 관절에 걸쳐 있는데, 종아리근육은 내측 비복근, 외측 비복근, 가자미근, 족저근 등 4개의 근육으로 이루어져 있다. 이 근육들이 균형을 이루지 못하면 통증이 생길 수 있다.

종아리에 쥐가 나거든, 두 다리를 잘 살펴보아야 한다. 피부가 건조하고 갈라졌거나 변색되지는 않았는가? 만약 그렇다면, 피부가 당신에게 혈액순환이 잘 되지 않는다는 신호를 보내고 있는 것이다. 발가락도 살펴보도록 한다. 발가락에 털이 나 있는가? 발가락에는 반드시 털이 있어야 하는데, 그것이 혈액순환이 잘 되고 있다는 증거이기 때문이다. 두 다리에 정맥류가 있어 파랗게 부풀었는가? 유전적인 경우도 있지만, 그 증상 역시 다리의 혈액순환이 잘 되지 않는다는 증거다. 굳어진 종아리와 혈액순환 불량은 서로 협조작용을 하며 경련을 유발하고 정상적인 보행을 방해한다.

이 장에 나오는 브릴운동은 신경을 싸고 있는 막을 스트레칭하여 종아리근육을 펴 주고 강화하며 균형을 잡아 준다. 또한 발목과 무릎관절의 가동성을 정상으로 회복시켜 준다. 발목과 무릎의 유연성과 힘이 회복되면, 종아리 통증이 사라질 뿐 아니라 혈액순환이 원활해진다. 또한 여기 나온 운동을 하면 발목이 안정되기 때문에 걷다가 자주 발목을 삐끗하는 것도 예방할 수 있다.

---

TIP

종아리는 쥐가 가장 많이 나는 부위 중 하나다. 그리고 욱신거리는 통증이 일어나기도 쉬운 부위다. 종아리 통증의 원인으로는 혈액순환의 불량, 탈수현상, 불량한 자세, 근육의 불균형 등이 있는데 그 원인을 찾아 고치는 것이 중요하다. 여기 나오는 운동들은 혈액순환을 원활하게 해주고 근골격을 바르게 배치해 준다. 종아리 통증이 자주 나타난다면 브릴운동을 통해 그 원인을 치료하도록 해라.

---

코어 프로그램

여기 나오는 운동들 외에도 《코어 프로그램》에 나오는 코어 강화운동도 종아리 통증을 해소하는 데 도움이 된다. 신체의 코어(엉덩이·복부·등 아랫부분)에 있는 근육과 종아리 통증은 전혀 상관이 없는 것처럼 보이지만, 종아리로 흐르는 신경이 척추의 추골 부분에서 나오기 때문에 코어 프로그램으로 척추의 추골 부분을 벌려 주면 종아리 통증을 수월하게 해소할 수 있다. 이미 수천 명의 사람들이 이 코어 강화운동으로 종아리 통증 문제를 해결했다.

# **84** 부들부들 떨리는 종아리를 단단하게

# 발뒤꿈치 들고 무릎 펴기 heel raises, straight knees

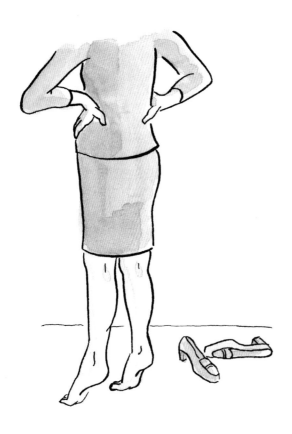

1. 양발을 어깨넓이로 벌리고 선다.

2. 발뒤꿈치를 올렸다 내린다. 10회 반복한다.

## **Focus**

무용수들의 종아리근육이 도드라져 있는 것을 본 적이 있는가? 춤추는 동작은 아킬레스건을 거쳐 발뒤꿈치뼈에 붙어 있는 비복근을 강화한다. 꾸준히 춤을 추면 비복근이 강화되기 때문에 종아리근육이 생기는 것이다. 비복근은 슬굴근과 연결되어 있는데 무릎 뒤쪽에서 서로 교차된다. 비복근의 강화는 발목의 안정성과 곧장 연결된다.

이 운동을 하면 종아리의 무력감을 없앨 수 있고 발목을 강화시킬 수 있다. 종아리 통증으로 고생하는 사람 외에도 자주 발목을 삐끗하는 사람들에게도 효과적이다.

## **Check** ——

종아리에 경련이 자주 일어나거나 발목이 시큰거린다면 이 운동으로 효과를 볼 수 있다. 이 운동은 종아리를 강화하는 동시에 발목을 건강하게 만든다.

# 발뒤꿈치 들고 무릎 구부리기
heel raises, bent knees

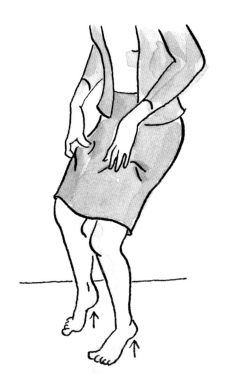

1. 양발을 어깨넓이로 벌리고 선다.

2. 양 무릎을 조금 구부리고 양쪽 발뒤꿈치를 든다. 발뒤꿈치를 들면서 양 무릎 사이에 배구공을 끼고 있다고 상상한다. 이 동작은 넓적다리 안쪽을 강화시켜 발목의 안정성을 한층 높인다. 또한 발목이 몸 바깥쪽으로 틀어지는 것을 예방한다.

3. 발뒤꿈치를 내렸다 올린다. 10회 반복한다.

## Focus

이 변형동작은 또 다른 종아리 근육인 가자미근을 강화한다. 가자미근 역시 발목 움직임을 조절하는 데 아주 중요한 근육이다. 흔히 8자 걸음이라고 해서 발을 몸 바깥쪽을 향하게 하여 걷는 사람들이 있는데, 이는 발목이 약해서 틀어졌기 때문에 발생한다. 바깥쪽으로 틀어진 발은 발목 염좌의 원인이 되는데, 종아리근육을 강화하면 이를 예방할 수 있다.

## Check

발목이 약해서 발을 자주 삐끗하는 사람이나, 발의 위치가 반듯하지 않은 사람들은 이 운동으로 발목과 종아리근육을 강화시킬 수 있다.

# 벽 스트레칭–비복근 wall stretch–gastrocnemius

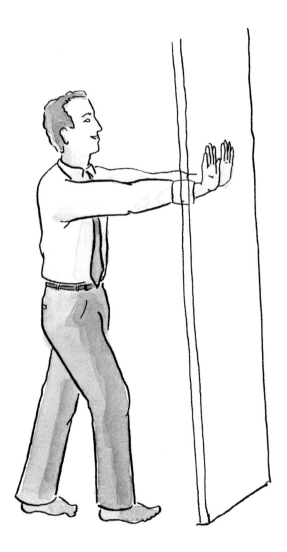

1. 양팔을 앞으로 뻗어 어깨높이까지 올리고 손바닥을 벽에 붙인다.

2. 왼발이 아프다면 오른쪽 다리를 왼쪽 다리의 약 30cm 앞에 놓는다.

3. 다리가 충분히 스트레칭된다고 느껴질 때까지 치골을 벽 쪽으로 비스듬히 기울인다. 이때 왼쪽 무릎은 굽히지 말고 오른쪽 무릎만 살짝 굽힌다.

4. 이 자세로 10까지 센다.

## Focus

족저근막염이나 종골극으로 고통받는 사람에게는 이 운동이 적격이다. 이 동작은 종아리근육뿐 아니라 아킬레스건 윗부분까지도 스트레칭해 준다.

조금만 걸어도 발뒤꿈치가 아프다거나 통증이 발을 타고 종아리까지 이어진다면 이 운동으로 통증을 해결할 수 있다.

---

### 족저근막염과 종골극

족저근막염은 근막에 염증이 생기는 증상을 말한다. 족저근막이란 발뒤꿈치에서부터 발가락 밑 부분까지 발바닥을 따라 위치하는, 비교적 탄력성이 적은 두꺼운 섬유밴드다. 족저근막염이 발생하면 대체로 걷거나 달리기 힘든 상태가 되고, 어떤 운동도 즐기기 힘들어진다. 이는 아킬레스건이 당겨져 있기 때문이기도 하다. 아킬레스건이 당겨지면 발이 과도하게 외번(편평족, 평발)되어 걸을 때, 즉 발을 지면에 내딛을 때 충격을 충분히 흡수하지 못하게 된다. 마치 잠수용 오리발을 신은 것과 같은 상태가 되는 것이다. 이렇게 되면 발바닥의 근막과 근육이 과도하게 긴장된 상태로 계속 부하를 받게 되며 결국 발뒤꿈치의 통증으로 이어질 수 있다. 통증은 아침에 일어나 바닥을 처음 디딜 때 특히 심하고 맨발로 다니거나 편평한 신발을 신으면 더 악화된다.

족저근막에 계속되는 스트레스는 발뒤꿈치의 부착부에 염증을 유발할 수 있으며 이 염증이 만성이 되면 종골극(뒤꿈치 뼈의 돌출)이 생길 수 있다.

# 벽 스트레치–가자미근 wall stretch–soleus

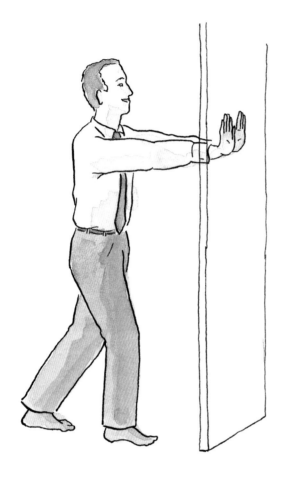

1. 양팔을 앞으로 뻗어 어깨높이까지 올리고 손 바닥을 벽에 붙인다.

2. 오른쪽 다리를 왼쪽 다리의 약 30cm 앞에 놓는다.

3. 왼쪽 무릎을 구부린다.

4. 스트레칭된다고 느껴질 때까지 치골을 비스 듬히 벽 쪽으로 기울인다.

5. 이 자세로 10까지 센다.

## Focus

이 동작은 발뒤꿈치와 만나는 아킬레스 건 아랫부분을 늘려 준다. 이 동작을 제대로 하면 왼쪽 종아리 아랫부분이 스트레칭되는 것을 느낄 것이다.

언뜻 보면 86번 운동과 똑같은 운동이라 고 생각될 만큼 비슷한 동작을 포함하고 있지만 제대로 운동을 하면 전혀 다른 곳이 스트레칭되는 것을 알 수 있다.

## Check

다리가 찌뿌드드하다거나 묵직한 느낌이 들 때 이 운동을 하면 금세 가뿐하고 개운한 기분을 느낄 수 있다. 또한 이 운동은 아킬레스건 부분을 강화하기 때문에 통증을 예방하는 효과도 볼 수 있다.

# 88 저릿한 다리에 활력을

## 발목 펌프 ankle pump

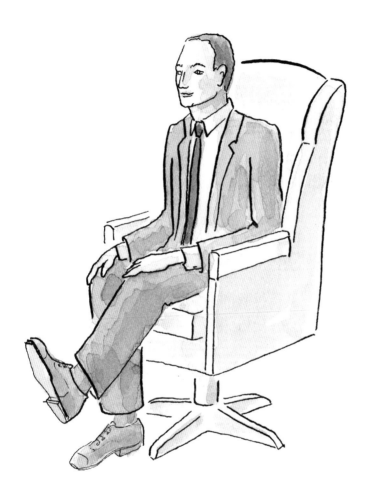

1. 똑바로 앉아서 양발바닥을 바닥에 붙인다.

2. 왼쪽 다리를 들어 45° 각도로 뻗는다.

3. 발가락을 세워서 발목을 발바닥 쪽으로 구부렸다가 다시 발등 쪽으로 구부린다. 10회 반복하고 다리를 내린다.

4. 오른쪽 다리도 똑같이 되풀이한다.

## Focus

발끝을 세웠다가 굽히는 이 움직임은 종아리 주변에 있는 모든 근육의 혈액순환을 촉진한다. 좁은 자리에서도 효과적으로 다리를 스트레칭할 수 있기 때문에 아주 간편하다.

처음에는 뻐근한 느낌이 들지만 10회를 반복하는 동안 발목의 움직임이 부드러워지는 것을 바로 확인할 수 있다.

비행기를 타고 있거나, 고속버스, 기차 등 장시간 자리에 앉아서 꼼짝도 할 수 없는 상황이라면 다리에 불편감이 들기 마련이고 심한 경우 저릿한 느낌까지 드는데, 이 간단한 동작으로 통증을 해결할 수 있다.

---

### 이코노미 클래스 증후군

한 자세로 오랜 시간 앉아 있으면 혈액순환이 나빠지기 마련이다. 누군들 그렇지 않겠는가? 극단적인 경우에는 심부 정맥혈전증이 되기도 한다. 정맥혈전증은 '이코노미 클래스 증후군'으로 더 잘 알려져 있는데, 이를 방지하기 위해서는 비행시 88번, 89번, 90번 운동을 1시간에 1번씩 실시한다(이 외에도 비행하는 동안 발생할 수 있는 상황을 예방하기 위해 78번 운동도 매시간 실시한다).

## **89** 뻐근한 다리 시원하게 펴 주기

# 앉아서 종아리 스트레칭하기 seated calf stretch

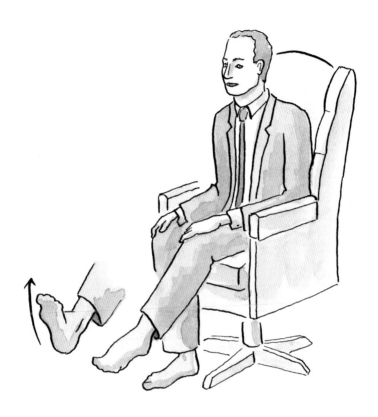

1. 양발을 바닥에 붙인다.

2. 왼쪽 다리를 들어 45° 각도로 뻗는다.

3. 종아리가 스트레칭된다고 느껴질 때까지 발을 발등 쪽으로 당긴다.

4. 불편하지 않은 한도 내에서 왼쪽 다리를 최대한 높이 든다. 이 자세로 10까지 센다.

5. 오른쪽 다리도 똑같이 되풀이한다.

# Focus

이 운동은 종아리 경련뿐 아니라 발가락의 경련에도 효과가 있다. 발에서부터 무릎까지 포진하고 있는 근육에 자극을 주기 때문에 무릎 아래를 튼튼하고 개운하게 만들어 준다.

이 동작도 운동 순서를 주의해서 정확하게 따라야 한다. 발목을 발등 쪽으로 기울인 다음에 무릎을 펴는 순서에 유의하면서 동작을 따라 하도록 한다. 종아리와 발목이 개운해지고 강화되는 것을 느낄 수 있다.

## Check

장시간 앉아서 무언가에 집중하다 보면 머리나 목, 어깨 등 상체에도 상당한 무리가 가지만 하체에도 무리가 가기 마련이다. 대부분의 시간을 앉아서 보내는 사람이라면 이 운동으로 항상 가뿐한 하체를 만들 수 있다.

# **90** 굳어진 발목을 유연하게

# **양 발목 돌리기** two ankle circles

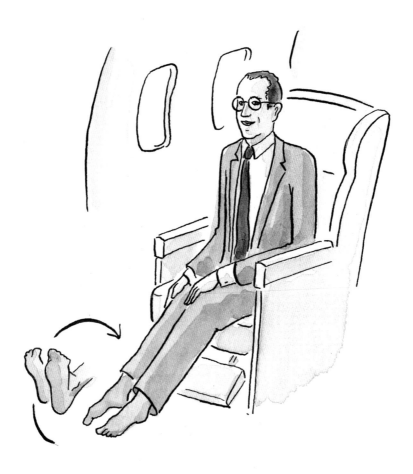

1. 똑바로 앉아 양발을 바닥에 붙인다.

2. 두 다리를 들어 45° 각도로 뻗는다.

3. 양 발목을 오른쪽으로 5회 돌리고 왼쪽으로 5회 돌린다.

# Focus

발목은 가동성이 높은 관절임에도 불구하고 걸을 때 앞뒤로 움직이는 것이 전부라고 해도 될 만큼 매일 단순한 움직임을 반복한다. 이 운동은 굳어져서 가동성이 떨어진 발목의 가동성을 회복시켜 주고 더불어 종아리 근육을 스트레칭해 준다.

앞에서 말했던 것처럼 목을 회전시키는 동작은 운동효과가 없을 뿐만 아니라 해로운 영향을 끼치지만 이 발목 회전운동은 발목을 유연하게 해 주고 강화시켜 주며 종아리 혈액순환을 좋게 만들어 주는 탁월한 운동이다.

## Check

달리기 등을 하기 전에 준비운동을 하느라고 발가락 부분을 땅에 대고 발목을 돌리는 '발목운동'을 해 본 경험이 있을 것이다. 이 동작은 앉아 있는 동안 발목과 종아리를 스트레칭할 수 있는 운동이다.

# 91 종아리에 일어난 경련을 말끔하게

## A부터 J까지 발로 쓰기 foot writing A to J

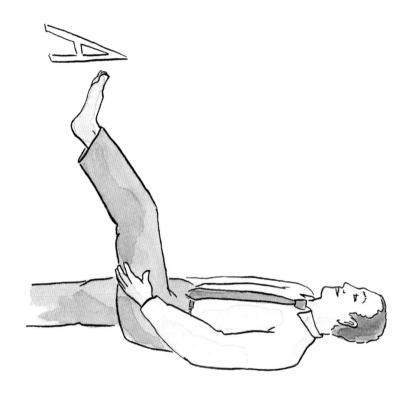

1. 침대에 등을 대고 누워 두 다리를 쭉 뻗는다.

2. 쥐가 난 다리를 90° 각도로 똑바로 올리고 무릎 뒤쪽을 양손으로 잡는다.

3. 엄지발가락으로 허공에 대고 대문자 A부터 J까지 그린다.

## Focus

종아리에 자주 쥐(찰리호스charley horse로 더 잘 알려져 있음. 근육경련, 근육통)가 나서 수면을 방해받는다면 잠들기 전에 이 운동을 실시해 본다. 경련은 주로 종아리근육의 신경이나 혈관이 압박을 받았을 때 일어난다. 또한 신경은 척추관협착증 때문에 압박을 받기도 하는데, 척추관협착증이란 신경이 척수에서 나올 때 통과하는 공간이 좁아지는 퇴행성변화를 일컫는다. 어느 쪽이든 쥐가 자주 나서 고생하는 사람이라면 이 스트레칭으로 효과를 볼 수 있을 것이다.

## Check

쥐나 경련이 자주 일어나서 고통스럽다면 이 운동을 평소에도 틈틈이 해 두는 것이 좋다. 통증해소와 더불어 예방효과를 함께 누릴 수 있다.

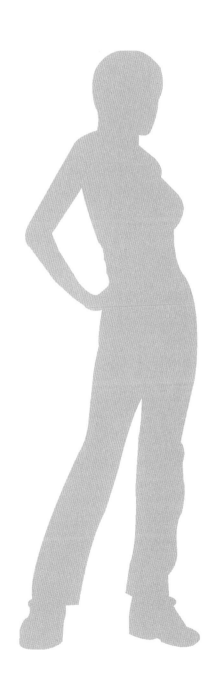

CHAPTER 11

# 발

**●서서 하는 동작**

**●앉아서 하는 동작**

**●누워서 하는 동작**

발은 어디든 당신이 원하는 곳으로 갈 수 있게 해 주는 수단이기 때문에 되도록이면 최상의 상태로 발을 유지하는 것은 매우 중요하다. 최상의 상태란 발걸음에 탄력이 있고 움직임에는 힘이 느껴지는, 발이 유연하고도 균형이 잘 잡혀 있는 상태를 말한다. 발이 건강하려면 근육이 강해야 하는데, 근육이 능동적으로 발의 정렬상태를 안정시키기 때문이다. 그리고 근육에 의해 안정된 정렬상태는 발의 움직임을 수동적으로 제한하는 인대에 의해 강화된다.

발의 중요성에도 불구하고 발 문제는 안타깝게도 아주 흔하다. 그리고 그것은 뉴욕에서 가장 확실히 나타난다. 뉴요커들은 다른 어떤 곳의 사람들보다 일차적인 교통수단으로 보행, 즉 발을 많이 사용한다. 뉴욕은 미국에서 제일 빨리 걷는 사람들이 모여 있는 곳이다(뉴요커들은 시간당 평균 5.8km를 걷는다. 반면 뉴욕 이외의 곳에 사는 사람들은 평균 4km를 걷는다). 발근육의 균형이 제대로 잡혀 있고, 뼈가 바르게 정렬되어 있는 한 빨리 걷는다고 해서 문제가 발생하지는 않는다.

모든 것이 제대로 되어 있을 때는 26개의 뼈와 107개의 인대, 19개의 근육이 발을 움직인다. 발은 발 앞부분(발가락), 발 중간부분(중간부분의 뼈), 발 뒷부분(발뒤꿈치와 발목의 부속물)으로 이루어져 있다. 발뒤꿈치는 발로 바닥을 디딜 때 안전하게 착지할 수 있도록 해 주고 발 중간부분은 충격을 흡수하며 발가락은 앞으로 뻗어 있어 몸이 전진할 수 있도록 해 준다.

그러나 종종 어떤 근육이 짧아지고 긴장되는 동안 다른 쪽의 근육은 약해지는 '근육의 불균형 상태'가 발생하기 쉽다. 그러한 역학적 스트레스는 힘줄이나 인대, 관절에 과부하를 주게 되고 신경 압박이나 혈액순환장애를 유발한다. 발은 온 몸의 무게를 감당하면서 매일 힘든 일을 하는데, 이러한 문제들까지 더해지면 발에 통증이 생기는 것은 당연하다.

특히나 여성의 경우 신발 때문에 특정 종류의 문제들에 더 쉽게 노출된다. 뒤축이 없거나 굽이 5cm 이상 되는 신발을 신는 여성이라면 다음의 몇 가지를 유념해야 한다. 그러한 신발을 신을 경우 신발이 벗겨지지 않도록 발가락으로 신발 내부를 잡게 되기 때문에 발근육이 긴장될 수 있다. 그러다 보면 정상적으로 걸음을 걷지 못하거나 갑자기 발에 통증이 올 수 있다. 또한 족저근막염이나 종골극, 신경종(신발 안에 돌이 들은 것 같이 느껴지는 신경염증), 피부경결(굳은살), 티눈 같이 보기에도 좋지 않고 고통스러운 발가락 변형이 생길 수 있다. 또한 이러한 문제는 보폭을 좁게 만들며, 차츰 발에서 다리로 가동성의 상실이 진행되어 결국에는 고관절의 정상적인 움직임까지 방해한다.

물론 섹시하고 맵시 있는 신발을 신어야 할 때가 있기는 하다. 그러나 그 멋진 신발들을 신은 뒤에는 반드시 이 브릴운동으로 근육과 관절의 균형을 잡아 주고 스트레스를 해소해 주어야 한다. 여기 나와 있는 발운동은 갑작스러운 발의 통증을 덜어 주는 것만 아니라 발의 기능을 최상으로 회복시켜 준다. 이 운동은 대체로 당겨져 있는 부분을 스트레칭하고 약해지기 쉬운 부분을 강화함으로써 근육의 균형을 바로잡아 주고 신경의 압박을 덜어 준다. 또한 가동성을 회복시키고 혈액순환을 촉진한다. 그리고 기형을 예방하거나 치료할 수 있다(나는 브릴운동으로 산후의 편평족과 건막류—엄지발가락 안쪽에 생기는 혹—를 완치시켰다. 건막류를 치료하려면 97번 운동과 92번 운동을 실시하면 된다).

---

TIP

발은 흔히 더러운 곳이라고 생각하거나 하찮은 부위라고 생각하기 쉬운데, 사실 우리 몸에서 가장 중요한 부위 중에 하나다. 발이 조금이라도 불편하면 당장 보행을 마음대로 할 수 없기 때문에 신체적 고통뿐 아니라 심리적 고통까지 받을 수 있다.

발은 신체의 최말단 부위로서 몸 전체의 체중을 감당한다.

그런 만큼 스트레스도 많이 받고 변형이 일어나기도 쉽다.

발과 관련된 브릴운동은 당겨져 있는 부분은 스트레칭해 주고 약화된 부분은 강화시켜 준다. 이 운동으로 통증 없이 최상의 기능을 하는 발을 만들 수 있다.

---

여기 나오는 운동은 관절염도 예방한다. 근육의 불균형은 뼈의 정렬을 어긋나게 하고 관절의 표면을 과도하게 닳게 하여 마침내는 뼈들 사이에 있는 연골을 손상시킨다. 예기치 않은 발의 통증 때문에 잘 움직일 수도 없어 기력이 쇠해지고 우울할 때, 이 브릴운동을 해 보라. 반드시 빠른 효과를 볼 수 있을 것이다. 이 운동은 특히 아픈 쪽만이 아니라 양쪽 모두에 실시하는 것이 좋다.

# 혈액순환과 발의 통증

이 장에 나오는 브릴운동은 전부 앉아서 하는 것으로 혈액순환 촉진, 림프액의 배출, 정맥혈의 회귀에 중점을 두고 있다. 그중 정맥혈의 회귀는 특히 중요하다. 발에서부터 심장까지는 거리가 먼데다가 혈류가 발에서 심장으로 돌아가기 위해서는 돌아가는 내내 중력과 싸워야 하기 때문이다.

발이 붓는 것은 체액이 제대로 순환되지 못하고 발에 축적되어 있기 때문이다. 브릴운동의 쉽고 간단한 동작들이 발의 부종과 통증을 해소시켜 줄 것이다. 또한 발의 가동성과 정렬상태를 좋게 해 줄 것이다. 근육을 스트레칭하고 강화시키는 것은 물론이다. 여기 나오는 브릴운동은 '수동적'인 것도 있고 '능동적'인 것도 있다. 수동적이란 발운동을 하면서 손을 사용한다는 뜻이고 능동적이란 발근육 자체로 운동을 한다는 뜻이다.

운동을 하는 동안에는 신장의 여과작용을 돕기 위해 물을 충분히 마시는 것이 좋다. 신장의 기능저하는 간혹 발목을 붓게 만든다. 또 이 운동들은 꼭 신발을 벗고 실시하기 바란다.

---

### 발에 휴식을 주자

발을 보호하기 위해서는 자기 발 크기에 잘 맞는 신발을 신어야 한다. 엄지발가락과 새끼발가락 그리고 발꿈치로 이어지는 삼각형을 생각해 보자. 신발은 이 세 부분에 체중을 골고루 분배할 수 있어야 한다. 발을 들어올릴 때 충분한 힘을 받고 발이 땅에 닿을 때 충격을 잘 흡수하기 위해서는 신발 안에 충분한 공간이 있어 발이 마음껏 움직일 수 있어야 한다. 발뒤꿈치에서 발가락까지의 굴곡과 신전, 안쪽과 바깥쪽의 회내pronating와 회외supinating운동이 가능할 수 있도록 말이다.

그리고 신발에서 발가락을 감싸는 부분은 충분히 길어야 한다. 발가락 중에서 가장 긴 발가락의 끝 부분과 신발 끝 사이에는 엄지손톱만큼의 공간이 필요하다. 그리고 신발은 발의 아치를 잘 받쳐줄 수 있어야 한다. 신발 뒤축은 튼튼해야 하고 뒷굽은 남녀 모두 2.5cm에서 5cm 사이여야 한다. 발의 서로 다른 근육에 골고루 압력을 가하기 위해서는 매일 신발을 갈아 신는 것이 좋다. 그래야 발의 피로가 회복되며 발에 긴장이 쌓이는 것을 예방할 수 있다.

# **92** 무거운 발걸음을 사뿐하게

# 풋 돔 foot dome

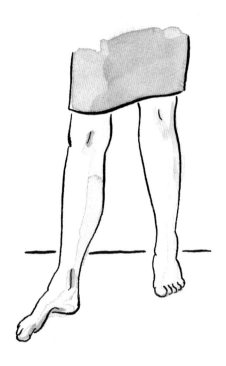

1. 맨발로 선다.

2. 오른발을 왼발보다 반걸음 앞에 둔다. 체중은 거의 왼발에 실려야 한다.

3. 오른쪽 발뒤꿈치가 바닥에 완전히 닿도록 하고 발가락을 가능한 한 쭉 편다. 오른쪽 발등을 올려 발바닥이 돔 모양이 되도록 한다.

4. 이 자세로 10까지 센다.

5. 왼발에 똑같이 되풀이한다.

## **Focus**

이 '돔(둥근 지붕)' 모양을 만드는 동작은 횡아치의 근육을 강화하여 발의 충격흡수를 돕는다. 횡아치란 발의 중간부분에 굴다리 모양을 하고 있는 뼈들을 이르는 말이다.

이 동작으로, 걸음을 걸을 때 쿠션 역할을 하는 발가락 밑의 지방층도 보호할 수 있다. 이 지방조직이 닳아 약해지면 걷기가 고통스러울 수 있다.

처음 이 동작을 하면 사용하지 않던 근육을 움직이게 되므로 쥐가 날 수도 있다. 급히 발을 구부리지 말고 서서히 발등을 올리도록 한다.

## Check

발의 중간 부분은 안으로 쏙 들어간 아치 모양을 하고 있다. 이 아치 모양이 허물어지면 조금만 걸어도 쉽게 피곤해지는데, 이 운동으로 아치 모양을 회복할 수 있다.

# 발가락 올려 아치 만들기 toe-lift arch builder

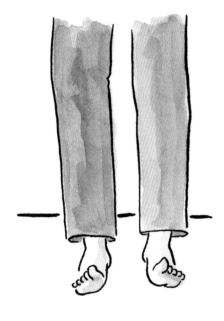

1. 맨발로 선다.

2. 양발의 발가락을 세워 들고 발의 나머지 부분은 바닥에
   붙인 상태를 유지한다.

3. 발가락을 들고 걸으면서 10까지 센다.

## Focus

자신의 발이 평발이라고 생각하는 사람이 많다. 그렇지만 진짜 평발은 선천적인 기형에나 있는 것으로 아주 드물다. 대부분의 사람들이 평발이라고 생각하는 것은, 실제로는 아치근육이 충분히 발달되지 못한 발이다. 진짜 평발은 발바닥이 편평할 뿐만 아니라 경직되어 있다. 이에 반해 단순히 아치가 덜 발육된 발은 유연하며 발가락으로 서면 아치가 뚜렷해진다. 후자의 경우라면 이 브릴 운동이 도와줄 것이다.

## Check

이 동작은 평발이라고 생각했던 발에 굴곡을 주어 많은 활동을 해도 발이 아프지 않도록 도와준다. 이 동작을 하면서 아치를 잘 받쳐 주는 신발을 신으면 훨씬 효과적이다.

# 발가락 한 개씩 구부리기 single toe curl

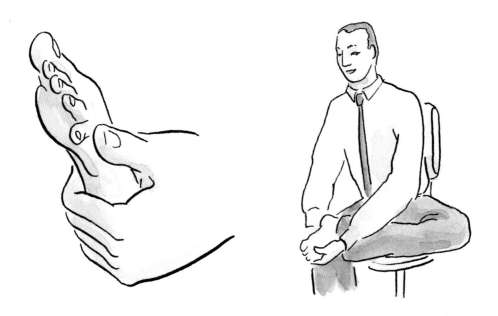

1. 양발을 바닥에 붙인다.

2. 60번 '앉아 있는 재단사'와 같은 모양으로 오른쪽 무릎 위에 왼쪽 발목을 올려놓는다.

3. 양손을 사용하여 발가락 하나하나를 발바닥 쪽으로 2번씩 구부린다.

4. 오른발도 똑같이 되풀이한다.


'딱' 소리가 들려도 놀라지 마라. 그 소리는 관절의 가동범위가 넓어졌다는 뜻이다.

# Focus

이 단순한 동작은 발이 확실하게 굴곡작용을 하게 함으로써 뻣뻣함을 해소시킨다. 발의 유연성이 떨어지면 달리기를 하거나 점프를 할 때 충격을 효과적으로 흡수할 수 없으며 조금만 많이 걸어도 쉽게 통증을 느낄 수 있다.

이 운동을 통해 잘 구부러지는 유연한 발을 만들 수 있고, 그러면 걷기나 달리기·뛰어오르기 등을 할 때 발이 지면에 닿는 순간 받는 충격을 더 효과적으로 흡수할 수 있게 된다.

## Check

발이 유연하지 못하면 작은 충격에도 쉽사리 통증을 느끼게 된다. 이 운동은 발을 유연하게 만들어 준다.

# 발가락 모두 구부리기 all toes curl

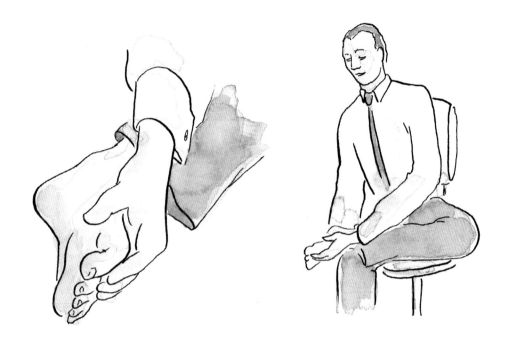

1. 양발을 바닥에 붙인다.

2. 오른쪽 무릎 위에 왼쪽 발목을 얹는다.

3. 왼손으로 왼쪽 발가락을 잡고 발바닥 쪽으로 구부린다.

4. 이 자세로 10까지 센다.

5. 오른발도 똑같이 되풀이한다.

## Focus

이 스트레칭은 관절이 최대한으로 움직일 수 있도록 해 주고 근육을 정상적인 길이로 회복시켜 준다. 또한 관절염을 예방하는 데도 도움을 준다.

94번 운동은 발가락을 하나씩 개별적으로 구부려 주는 것이고 이 운동은 한꺼번에 구부리는 것인데, 앞 운동은 유연한 발을 만드는 데 효과적이고 이 운동은 발의 통증을 줄이고 균형 있는 발을 만들어 준다.

### Check

근육이 불균형해지면 발에 통증이 오기 마련이고 관절염으로 발전하기도 쉽다. 이 운동은 통증을 해소하는 동시에 발에 균형을 잡아 준다.

# 발가락 모두 올리기-수동적 all toes up-passive

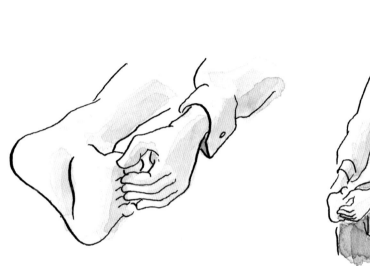 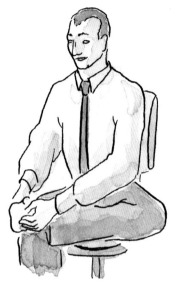

1. 양발을 바닥에 붙인다.

2. 오른쪽 무릎 위에 왼쪽 발목을 얹는다.

3. 왼손으로 왼쪽 발가락을 잡고 발등 쪽으로 스트레칭한다.

4. 이 자세로 10까지 센다.

5. 오른발도 똑같이 되풀이한다.

# Focus

남자들은 흔히 '커다랗고 딱딱한 발'을 갖기 쉬운데, 이 운동은 그런 사람들을 겨냥한 것이다. 발이 딱딱하면 통증이 발생하기 쉽고 염증의 위험에도 노출될 가능성이 크다.

이 운동은 발을 유연하게 만들어 주고 발에 쌓인 스트레스와 피로를 해소해 준다. 또한 이 스트레칭은 족저근막염과 종골극의 예방에도 도움이 된다.

## Check

발이 딱딱하게 굳어 있으면 통증이 발생하기 쉽고, 여러 가지 문제가 생길 수 있다. 이 운동은 발을 유연하게 만들어 주고 발생할 수 있는 증상을 예방한다.

# 발가락 모두 올리기-능동적 all toes up-active

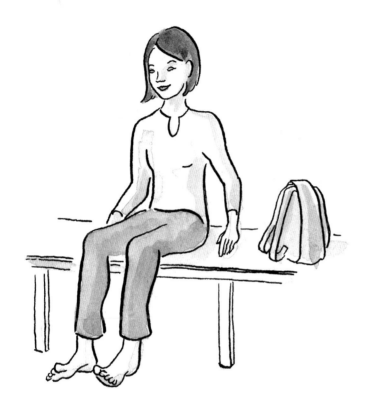

1. 양발을 바닥에 붙인다.

2. 양 발의 발가락을 들어올리고 발가락 사이를 벌린다. 앞발바 닥부터 발뒤꿈치까지 발의 밑면 은 바닥에 붙인다.

3. 이 자세로 5까지 세고 쉰다.

4. 같은 과정을 되풀이하고 또 다 시 5까지 센다.

## Focus

이 운동을 하면 종아치를 받 쳐주는 근육이 강해진다. 종아 치는 발꿈치에서 발가락 방향으 로 발등을 따라 흐르는 뼈들을 말한다. 이 동작은 발의 통증, 특히 건막류와 관련된 통증을 해소 하는 데 도움이 된다.

따로 시간을 내지 않더라도 앉아서 일을 하는 중간에 틈틈이 시행해 주면 좋고, 하루 일을 마치 고 잠자리에 들기 전 시행하면 좋다.

## Check

발은 하루 종일 신발 안에서 꼼짝없이 가만히 있어야 하는 처지이기 때문에 통증이 오기 쉽다. 이 운동은 중력에 저 항하여 발을 스트레칭해 주는 동작으로 발이 개운해지는 것을 느낄 수 있다.

# **98** 저릿한 발을 상쾌하게
# **자가 마사지** self-massage

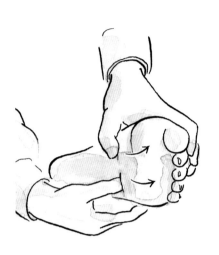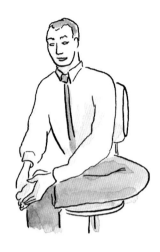

1. 양발을 바닥에 붙인다.

2. 오른쪽 무릎 위에 왼쪽 발목을 얹는다.

3. 양손의 엄지손가락을 발바닥 중심점에 대고 발가락 방향으로 힘이 가해지도록 강하게 10회 누른다.

4. 오른발도 똑같이 되풀이한다.

## Focus

이 훌륭한 운동은 혈액순환, 특히 정맥혈이 산소를 구하러 심장으로 돌아가는 과정을 촉진할 뿐만 아니라 근육들을 스트레칭해 준다. 또한 림프의 순환에도 도움을 준다.

이 운동법을 모르더라도 발이 아프면 손으로 주무르게 되는데, 정확한 위치를 정확한 방향으로 마사지해 주면 지압효과를 볼 수 있기 때문에 이 운동법을 따르는 것이 좋다.

### Check

꼼짝 않고 가만히 앉아 있다 보면 발이 저릿해지는 경험을 한 적이 있을 것이다. 그것은 혈액순환과 관련된 것인데 이 동작은 발의 통증을 해소시켜줄 뿐 아니라 혈액순환 자체를 원활하게 만들어 준다.

# **99** 욱신거리는 발을 개운하게

# **발 반대로 하기** foot inverter

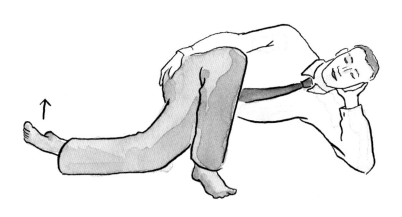

1. 아픈 발 쪽 몸을 바닥에 대고 누운 다음 팔꿈치를 괴어 손으로 머리를 받친다.

2. 몸 아래 깔린 다리는 쭉 펴서 발끝을 약간 뾰족하게 만든다.

3. 몸 위쪽 다리는 구부린 다음, 발을 몸 앞으로 꺼낸다. 이때 몸 앞으로 꺼낸 다리는 발바닥이 바닥에 닿도록 무릎을 세운다.

4. 아래쪽 다리의 발가락을 세워 발목을 발바닥 쪽으로 약간 구부린 다음 발목을 상하로 움직인다. 위로 올리는 동작에 중점을 두어 10회 반복한다.


## **Focus**

이 동작은 발의 중간부분을 지탱해 주는 후경골근을 강화하여 발의 통증을 해소한다.

운동을 하는 동안 발이나 발목뿐 아니라 종아리의 바깥쪽 근육이 스트레칭되는 것을 느낄 수 있다. 이는 발목을 강화시키고 발의 정렬상태를 바르게 만들어 주는 작용을 한다.


## **Check**

이 운동은 의식적으로 하지 않는 이상 좀처럼 하기 힘든 동작으로 발과 발목의 통증을 해소하는 데에 탁월한 효과를 지니고 있으며, 발의 위치를 교정하는 데에도 도움이 된다.

## 장딴지 신경 글라이드 sural nerve glide

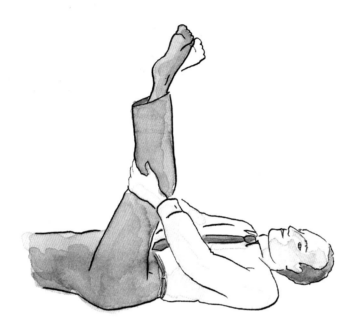

1. 등을 바닥에 붙이고 누워 두 다리를 뻗는다.

2. 아픈 다리를 펴서 들어올리고 양손을 그 다리의 허벅지 뒤에서 잡는다.

3. 올린 쪽 다리의 발목을 구부리는데, 발끝을 세우고 발이 약간 몸 안쪽을 향하게 한다. 발목을 발등 쪽으로 구부렸다 발끝을 세웠다 하는 동작을 하되 발등 쪽으로 움직이는 동작에 중점을 주어 10회 반복한다.

## Focus

발목을 삐어서 치료를 받았는데도 통증이 여전하다면 이 운동을 해 본다. 무릎 뒤에서 시작해서 종아리 쪽으로 주행하는 종아리신경은 압박을 받기 쉬운데, 그렇기 때문에 장딴지와 발목의 통증이 쉽게 가라앉지 않는 것이다. 이 운동은 그 문제를 해결하기 위한 것이다.

### Check

종아리와 발목이 튼튼하지 않으면 발을 쉽게 삘 뿐만 아니라 쉽게 치유되지도 않는다. 이 운동은 통증을 시원하게 해 줄 뿐 아니라 장딴지와 발목을 튼튼하게 만들어 준다.

| 저자에 관하여 |

페기 W. 브릴Peggy Wachterhauser Brill

정형외과 물리치료 임상 전문의로 맨해튼에서 3개의 개인물리치료실을 운영하고 있다. 듀크대학교 남자 농구팀과 미국 유수의 기업체 간부들, 전문 외과병원과 기타 주요 병원의 유명한 의사들이 그녀의 전문지식에 따라 운동을 하거나 처방을 내리고 있다.《코어 프로그램》의 저자이기도 한 페기는 남편과 예쁜 두 딸과 함께 뉴욕에 살고 있으며 홈페이지 www.brillpt.com에서 직접 만나 볼 수 있다.

수잔 수페즈Susan Suffers

작가이자 편집자이며 뉴욕에 살고 있다.

| 옮긴이에 관하여 |

송 윤 경

원광대학교 한의과대학을 졸업하고 경희대학원에서 박사학위를 취득했다. 현재 경원대학교 한의과대학 한방재활의학과 조교수이며, 한방재활의학과학회, 한방비만학회, 대한추나학회 정회원으로 활동중이다.

김 혜 경

고려대학교 영어영문학과를 졸업했으며, 현재 전문번역가로 활동하고 있다.

근육 관절 통증을 즉각 해소하는

## 브릴운동법

펴      냄   2003년 10월 10일 1판 1쇄 펴냄 | 2022년 2월 25일 2판 3쇄 펴냄
지 은 이   페기 W. 브릴 · 수잔 수페즈
옮 긴 이   송윤경 · 김혜경
펴 낸 이   김철종
펴 낸 곳   (주)한언
등록번호   제1-128호 / 등록일자 1983. 9. 30
주      소   서울시 종로구 삼일대로 453(경운동) 2층
              TEL. 02-701-6911(대) / FAX. 02-701-4449
e-mail   haneon@haneon.com

ISBN 978-89-5596-726-5  03510

## 한언의 사명선언문

Since 3rd day of January, 1998

**Our Mission** – 우리는 새로운 지식을 창출, 전파하여 전 인류가 이를 공유케 함으로써 인류 문화의 발전과 행복에 이바지한다.

– 우리는 끊임없이 학습하는 조직으로서 자신과 조직의 발전을 위해 쉼 없이 노력하며, 궁극적으로는 세계적 콘텐츠 그룹을 지향한다.

– 우리는 정신적, 물질적으로 최고 수준의 복지를 실현하기 위해 노력 하며, 명실공히 초일류 사원들의 집합체로서 부끄럼 없이 행동한다.

**Our Vision** 한언은 콘텐츠 기업의 선도적 성공 모델이 된다.

저희 한언인들은 위와 같은 사명을 항상 가슴속에 간직하고
좋은 책을 만들기 위해 최선을 다하고 있습니다.
독자 여러분의 아낌없는 충고와 격려를 부탁드립니다.

• 한언 가족 •

## HanEon's Mission statement

**Our Mission** – We create and broadcast new knowledge for the advancement and happiness of the whole human race.

– We do our best to improve ourselves and the organization, with the ultimate goal of striving to be the best content group in the world.

– We try to realize the highest quality of welfare system in both mental and physical ways and we behave in a manner that reflects our mission as proud members of HanEon Community.

**Our Vision** HanEon will be the leading Success Model of the content group.